文成天縱

中醫古籍稀見稿抄本輯刊

ZHONGYI GUJI XIJIAN GAO-CHAOBEN JIKAN

李鴻濤 主編

32

廣西師范大學出版社
GUANGXI NORMAL UNIVERSITY PRESS
·桂林·

第三十二册目録

七、臨證各科

（一）内科

内科心典二卷　〔清〕徐時進編　清抄本……三
内科辨症用藥法不分卷　〔明〕秦昌遇撰　〔清〕佚名輯補　清抄本……二九九

七、臨證各科

（一）内科

内科心典二卷

〔清〕徐時進編

清抄本

内科心典二卷

本書爲中醫内科著作，成書於清乾隆四十二年（一七七七）。徐時進（一六八五—？），字學山，甫里（今江蘇吴縣）人，清代醫家。撰有《醫學蒙引》一卷，此書包括本草、脉訣、病機等内容，均以四言韵語形式編成，便於初學。後人將此書綜爲《醫學門徑》六卷，於一九三四年在上海百新書店鉛印出版。另有《醫宗必讀補遺》一卷，未見行世。本書述七種外感熱病和五十六種内傷雜病，内多作者臨證心得。書中關於病證的論治雖守古法，但能隨機權變，如强調仲景之法可師可用，但其方不可不變，此非違悖仲景，實宗其旨以圓融變通。每病先介紹病因病機、治則治法以述其大略，後出方治病。

元

内科心典

序

余之習醫有年矣醫難言哉而著書尤難軒岐而降代有聞人發天地之房抉陰陽之秘所有著述不下百千萬卷繼往開來皆有裨於當世然繁者太繁簡者太簡求其繁簡得宜切中病情展卷了然者不多得也況運移氣殊古今異軌先聖後賢不一論舊方新病不同符譬之曆法尚有越差而醫不變通能勿悮乎余幼習舉子業性拙家貧不能治生思醫乃世業將所存典籍羅置案頭夙興夜寐刻意參研人有疾者投以湯液頗奏微効數年来偶有一得隨手誌之切思古人陳案雖各臻其妙然論多方雜未免有

楊朱之嘆用是集生平鄙見彙成心典二卷一曰傷寒二曰内科其間繁簡之除幾費斟酌未知有志斯道者以為何如夫隨症先有丢裁臨病始無淆惑譬之航海者而無指南其誰能望洋興嘆哉昔陶節菴先生作六書以教子自序云祕之莫與俗人言恐俗人見之嘆為俚鄙余于此集亦云

乾隆四十二年歲次丁酉菊月　八十五老人徐時進

學山氏漫識

内科心典目次

徐學山編

傷寒 溫熱 中風 傷風 痛風 頭風 癘風 暑症
濕症 燥症 火症 血症 氣 發熱 欝 痰
瘧 痢 脾胃 嘔吐 吞酸 泄瀉 霍亂 咳嗽
喘 呃 腫脹 嘈雜 積聚 噎膈 癆瘵 汗
頭痛 眩暈 心痛 腹痛 脇痛 腰痛 疝 黃疸
消渴 痙 厥 癲狂癇 怔忡 夢遺 痿 痺
脚氣 淋濁 小便閉關格 遺尿 大便閉 目 耳
鼻 口 舌 齒 咽喉 聲音 腦漏 痔漏

瘰癧

傷寒溫病熱病論

人之傷於寒也則為熱病熱雖甚不死其兩感于寒而病者必不免於死傷寒一日巨陽受之仲景曰太陽膀胱經為尺寸俱浮太陽者諸陽之屬也其脉連於風府故頭項痛腰脊强二日陽明受之以陽感熱同氣相求故自太陽入陽明尺寸俱長足陽明胃受病其脉挾鼻絡於目故身熱目痛而鼻乾不得臥三日少陽受之尺寸俱弦足少陽胆受病少陽主胆其脉循脇絡于耳故胸脇痛而耳聾此三陽經受病而未入于府者故可汗而已四日太陰受之尺寸俱沉細足太陰脾受病太陰脉布胃中絡于嗌故腹滿而嗌乾五日少陰受之尺寸俱沉足少陰腎受病少陰脉貫腎絡于肺繫舌本故口

燥舌乾而渴六日厥陰受之尺寸俱微緩厥陰肝受病足厥陰脉循陰器而絡于肝故煩滿而囊縮其治之視其虛實調其逆從各通其藏脉病日衰已七日巨陽病衰頭疼少愈八日陽明病衰身熱少愈九日少陽病衰耳聾微聞十日太陰病衰腹減如故則思飲食十一日少陰病衰渴止不滿舌乾已而嚏音替十二日厥陰病衰囊縱少腹微下大氣皆去病日已其未滿三日者可汗而已其滿三日者可泄而已熱病已愈時有所遺者何也遺留也熱甚而強食之也病已衰而熱有所藏因其穀氣相薄兩熱相合故熱少愈食肉則復也

兩感者一日巨陽與少陰俱病則頭痛口乾而煩滿　二日陽明與太陰俱病則腹滿身熱不欲食譫語　一日少陽與厥陰俱病耳聾囊縮而厥水漿不入不知人六日死

凡病傷寒先夏至日為病溫後夏至日為病暑病溫病暑當與汗皆出勿止

肝熱病小便先黃腹痛多臥身熱熱爭則狂言及驚脇滿痛手足躁不得安臥庚辛甚甲乙大汗氣逆則庚辛死刺足厥陰少陽其逆則頭痛員員脉引衝頭也

心熱病者先不樂數日乃熱熱爭則卒心痛煩悶善嘔頭痛面赤

無汗壬癸甚丙丁大汗氣逆則壬癸死刺手少陰太陽
脾熱病者先頭重頰痛煩心顏青欲嘔身熱〻〻爭則腹痛不可用
俛仰腹滿泄兩頷痛甲乙甚戊己大汗氣逆則甲乙死刺足太陰
陽明
肺熱病者先淅然厥起毫毛惡風寒舌上黃身熱〻〻爭則喘欬痛
走胸膺背不得太息頭痛不堪汗出而寒丙丁甚庚辛大汗氣逆
則丙丁死刺手太陰陽明出血如大豆立已
腎熱病者先腰痛䯒痠若渴數飲身熱〻〻爭則項痛而強䯒寒且
痠足下熱不欲言其逆則項痛員〻澹〻然戊己甚壬癸大汗氣

逆則戊己死刺足少陰太陽諸汗者至其所勝日汗出也

肝熱病者左頰先赤　心熱病者顏先赤額也　脾熱病者鼻先赤

肺熱病者右頰先赤　腎熱病者頤先赤　病雖未發見赤色者

刺之名曰治未病　熱病從部所起者至期而已其刺之反者三

周而已反謂反取其氣如肝病刺脾脾病刺腎腎病刺心心病刺肺肺病刺肝者皆是

重逆則死　諸治熱病飲之寒水乃刺之寒衣之居止寒處身寒

而止也

人傷于寒傳為熱何也曰寒甚則生熱也　熱而煩滿何也陰氣

少而陽氣勝故熱而煩滿　寒從中生何也陽氣少陰氣多故身

寒如從水中出　人有四肢熱逢風寒如炙如火者何也是人者
陰氣虛陽氣盛四肢者陽也兩陽相得而陰虛少水不能滅盛火是
當內爍是陽獨治也獨治者不能生長勝而止耳　人有身寒湯
火不能熱厚衣不能溫然不凍慄何也是人腎氣勝太陽氣衰腎
脂枯不長則髓不滿故寒甚至骨也是當攣節所以不凍慄者肝
一陽也心二陽也腎孤藏也一水不能勝二火故不凍慄也　人
之肉苛者雖衣近絮猶苛也何也營氣虛衛氣實也營氣虛則不仁
衛氣虛則不用營衛俱虛則不仁且不用
有病溫者汗出輒復熱而脈躁病不為汗衰狂言不能食病名陰

陽交交者死　夫汗生于谷谷生于精今邪氣交爭于骨肉而得汗是邪却而精勝也精勝當能食而不復熱今汗出而復熱是邪勝也不能食是精無俾也且夫熱論曰汗出而脉躁尚盛者死狂言者是失志失志者死人身與志不相得者死

傷寒心典 閔署公先生本 甫里徐時進學山氏纂

曾姪孫曉春較

治傷寒古今時地不同

夫傷寒者大病也時者聖人所不能違者也以関乎生死之病而藥不從時豈不殆哉仲景醫中之聖也其立法處方後之明師罔不宗之但漢末風景淳厚人多強壯其藥俱為北方感寒即病而設今南北地殊風氣澆矣人物脆矣故其法可師而其方不可不變非違仲景也實宗其旨以從時也

三陽經治法

傷寒發於大寒以後春分以前天令嚴寒水氷地凍一種肅殺之

氣人感之而病者是也　其症初起頭痛身痛發熱惡寒腰背强直邪在太陽膀胱經為表之表脉必浮洪有力無汗治宜汗之古法用麻黄湯今用羌活湯加減然不可過汗過則有亡陽之患又不宜早下早則有結胸自利之變脉若浮緩無力有汗桂枝湯加減老幼虛弱人及感邪之輕者摠以香蘇散加汗藥發之即愈若當汗失汗其邪即傳于陽明胃經為表之中其症頭額痛目眶痛微惡寒鼻乾不眠脉浮洪而緩葛根湯若渴甚而嘔是陽明之氣逆也竹葉石羔湯然陽明居中非太陽兼陽明定陽明兼少陽故葛根湯未有專用者只須加入二經藥中便為解肌之地　若

傳腑 陽

傳裏譫語

傳裏症

識取侵逼二字便無淆惑一狂為陽

當解不解其邪即傳于少陽胆經為半表半裏其症頭角痛寒熱往來嘔而口苦耳聾脇痛胸膈痞悶脉弦數有力小柴胡湯和解之　若邪在三陽經治不如法熱邪即傳入於裏矣裏為陽明胃之腑也胃屬土為萬物之所歸邪苟居之不復再傳至此內則熱極外反不甚熱其現三陰之症如腹滿而痛咽乾而渴或下利黃水者屬太陰脾經咽乾口燥欲寐者屬少陰腎經煩滿囊縮舌卷難言或有裂紋黑胎生刺者屬厥陰肝經總因胃腑熱極侵逼于各臟所致胃居中侵逼于上下左右故見以上諸症仍是陽症甚則發斑發狂發黃不知人事譫語胡言大便難小便赤脉沉數滑

屬太陰風熱

實或四肢逆冷狀似陰症此為陽厥但上下過肘下不過膝與寒邪直中三陰本藏自病者迥別蓋彼則純是陰寒此則從陽經傳變者也總宜三承湯審視輕重而下之去盡燥糞可熱退身涼而安　若小腹痛脹小便利而大便黑者內有蓄血也桃仁承氣湯下盡黑物自愈　若外症未除裏症又急大便閉結者大柴胡湯合內外而治之　若熱邪傳裏煩燥口渴漱水不欲嚥者上焦蓄血也犀角地黃湯熱邪傳裏衄血吐血者芩連湯　若熱邪傳裏徧身發黃者溼熱鬱蒸也大便秘茵陳大黃湯小便不利茵陳梔子湯二便俱閉者二方合用若大便通而小便澀者加味四苓散

若用前藥而黄不退者用退黄散前症用藥之不同所謂小熱之氣凉以和之大熱之氣寒以取之也

太陽病一二日即瀉利黄水脉浮数者熱邪傳入太陰脾經也為挾熱下利俗名漏底黄芩芍藥湯兼陽明加葛根兼少陽加茈胡嘔加半夏竹茹腹脹加厚朴若用苓术補脾誤矣

太陽病未解小腹脹痛小水不利脉沉数其人如狂者邪熱結于膀胱乃太陽傳裏症也五苓散加滑石木通

太陽病汗後身熱不解口渴蒸〻汗出怕熱脉来洪大邪熱傳陽明之裏也白虎湯加麦冬竹葉無汗怕寒口不渴者禁用 立秋後禁用

凡傷寒三四日後用發表藥無汗或已汗而熱不解者加味凉膈散以解表裏之熱

凡傷寒失于汗下以致熱毒在内煩悶發班者淡紅色為吉紅紫多危青黑者凶初起先散表邪羌活防敗毒散班出熱不退消班青黛飲

傷寒汗下後煩燥口渴大熱諸藥不能退者加味解毒湯便秘加硝黄下之

傷寒目不識人譫語口乾齒燥舌胎不飢不寐多是痰熱結于心下須先豁其痰加味陥胸湯

傷寒胸滿脇痛咳嗽吐痰心下有停飲也結胸按之堅硬此則不痛而軟或曰〻有聲飲水過多所致加味二陳湯合五苓散加杏仁只殼 名水結胸

傷寒六七日頭已不痛身已不疼怕熱口渴譫語舌胎黃黑遶臍硬痛轉矢氣揚手擲足揿去衣被脉沉數滑實有力者此邪熱傳入陽明胃腑也承氣湯主之

傷寒四肢厥冷不知人事狀似陰症但大便難小便赤口渴引飲手指甲時温脉沉數有力為陽厥承氣湯

傷寒心下痛手不可按舌胎黃面紅口渴不得卧此結胸也小陷

胸湯
陽明病心下硬滿者此邪未入腹中慎勿下之用小柴胡合小陷
胸湯一服如神
陽明病邪結于裏汗出身重短氣腹滿而喘潮熱手足濈然汗出
者此大便已鞕也宜下之小承氣湯不行換大承氣湯若大便不
鞕者慎勿輕下
陽明病汗後小便利此津液内竭大便雖硬不可攻之須俟其自
大便或用蜜道胆道法通之
陽明病譫語潮熱不大便脉及微濇者裏虛也為難治勿輕議下

陽明病下之早外有熱手足温不結胸心中懊憹不能食但頭汗出梔子豉湯主之

食穀欲嘔屬陽明非少陽也胸中煩熱者竹茹湯主之

陽明病下血譫語者此爲熱入血室小柴胡湯加當歸生地丹皮主之少陰下利膿血桃花湯

陽明病發狂棄衣而走登高而歌此陽明實也以小承氣湯急下之如便不結者大劑白虎湯灌之

三陽合病腹滿身重譫語遺尿白虎湯加百合主之

傷寒十餘日心下不痛腹亦不滿不寒不熱二便如常但神昏不

陽虛故叉手冒心熱
昏其神故循衣摸床小
便利腎水未枯故可治

語或睡中獨語一二句或目赤唇焦將水與之則嚥不與亦不思
形如醉人此邪熱傳入心胞絡也瀉心湯主之道赤各半湯亦主
之
傷寒汗後未解而脉尚浮或下後自汗虛熱不退蒼朮白虎湯
三陽合病熱極煩燥三黃石羔湯
傷寒熱毒在内咽痛煩燥者玄參升麻湯初起甘桔湯
傷寒叉手冒心循衣摸床此肝熱乘於肺金元氣虛不能自持故
也復脉湯主之升陽湯亦主之脉弦者生脉濇者死小便利者可
治不利者不可治

傷寒唇口生瘡名狐惑黄連犀角桃仁木香烏梅主之其症默默欲眠目不能開面目乍赤乍白乍黑

傷寒吐蚘虫手足冷者胃空虚也安蛔湯主之

傷寒汗下後昏沉不醒人事六脉微細數若有若無者元氣虚極也獨參湯濃煎漸漸灌之額上鼻間須有小汗方可望醒否則不救人參用三兩以次加增少則不濟事

傷寒面赤如粧六脉無力足冷者虚陽泛上也當從陰症似陽例治之生脉散加乾姜附子知母白芍甘草童便煎好冷服恐陰盛膈陽熱因寒用之法也服後若得熟睡片時虚陽下引面紅便退矣若誤認為熱涼藥入口即死回陽返本湯生脉散加干姜附子甘草廣皮葱白川連地漿水煎

傷寒少陽病寒熱往来晝則明了夜則譫語此為熱入血室婦人居多小柴胡湯加生地丹皮桃仁赤芍

傷寒愈後昏沉反覆不眠心中懊憹為百合病乃熱鬱附于内而氣不宣通也茈胡百合湯加減治之

傷寒愈後虛煩不眠此心胆倶怯也温胆湯主之

傷寒愈後勞役太早復發熱者勞復也參胡三白湯人參養營湯

傷寒愈後飲食太過胸痞發熱者食復也香砂平胃散

傷寒愈後早犯女色頭重目花腰背痛小腹裏急疞痛百節解散或增寒壯熱或時陰火上冲面赤心煩女勞復也韭根鼠糞湯治

之或燒裩散

傷寒男子新瘥婦人與之交而病者名陽易婦人病新瘥男子與之交而病者名陰易因邪氣未盡交相換易也外症與女勞復相似但在男子則陰腫在婦人則裏急連腰胯内痛用竹茹人參當歸知母燒裩散若卵腫痛黃連滑石生地鼠糞韭根甘草青皮木通若真陽衰傷肝經當歸四逆湯燒裩散治之　若見手足攣拳男子舌吐出卵縮入腹婦人痛引陰中乳頭縮入者皆主不治

選方

羌活湯　治太陽經無汗之症

羌活 前胡 葛根 杏仁 甘草 桔梗 廣皮 防風
生姜 秋深加紫蘇 冬月加麻黄 天久雨多濕加蒼术
口渴甚加花粉麦冬 有痰加半夏 有氣加香附蘇梗
有食加山查麦芽 胷膈不寬加枳殼

麻黄湯 治冬月正傷寒
麻黄 杏仁 甘草 桂枝
頭痛加川芎白芷 身痛加羌活防風

桂枝湯 治太陽經有汗之症
桂枝 白芍 甘草 防風 黄芩 生姜 大棗 羌活

天氣炎熱加知母石羔　冬時傷風燥甚者亦加石羔　喘加杏仁　口渴加麦冬　加黄芩名陽旦湯治冬温發熱自利而欲

香蘇散　治老幼虛弱感寒及婦人胎前產後皆用之

蘇葉　香附　桔梗　只壳　廣皮　防風　羌活　黄芩　甘草

葛根湯　治傷寒傳入陽明之經未入胃腑切不可攻裏

升麻　葛根　白芍　甘草　黄芩　知母　小生地

太陽不解加羌活　兼少陽加柴芩　胸痞加枳桔　口渴加

石羔　衄血倍生地　輕可去實辛能達表故用升葛發散陽明表邪陽明熱盛則陰氣虛故加白芍斂陰和血升麻甘草升陽解毒亦治時疫

小柴胡湯　治傷寒傳入少陽之症

柴胡　黄芩　半夏　甘草　陽明症未解加葛根白芍

嘔惡加廣皮竹茹姜汁炒黄連　渴加知母花粉　胸滿加枳桔甚則合小陷胸湯　脇痛加青皮　小便不利加木通　舌乾燥加生地麦冬

胆腑清淨無出無入法宜和解柴胡升陽達表黄芩退熱和陰半夏祛痰散逆參艸輔正補中

小承氣湯　但見痞實二症邪在上焦也　胸滿不食為痞腹滿不便為實

大黄　枳實　厚朴　不用芒硝恐傷下焦之血也

調胃承氣湯　但見痞燥實三症邪在中焦也　大便枯少為燥

大黄　甘草　不用枳朴恐傷上焦之氣也

大承氣湯　痞滿燥實堅四症悉具三焦俱傷然後用此　按之鞕硬為堅

大黄　朴硝　枳實　厚朴

桃仁承氣湯　治傷寒蓄血小便利大便黑小腹急手不可按者

桃仁　朴硝　大黄　甘草　紅花　枳實　赤芍　歸尾

青皮　丹皮　柴胡

大柴胡湯　治傷寒外症未解裏症又急合內外而治之

柴胡　黄芩　半夏　枳實　赤芍　大黄

加味犀角地黄湯　治上焦蓄血如狂喜忘者

生地　犀角　丹皮　赤芍　當歸　紅花　山梔　甘草

桔梗　藕汁　臨服加童便

芩連湯　治衄血吐血

黄芩　黄連　山梔　犀角　生地　玄参　麥冬　甘草

桔梗　吐血加蘇子藕汁阿膠　衄血加茅花茅根

外用黑山梔末吹鼻　或青黛水洗塞之乾則再易治衄血立止

茵陳大黄湯　治傷寒發黄大便秘結

茵陳　大黄　小便不利加滑石甘草山梔

退黄散　治發黄用前藥而不退者
茵陳　黄連　黄芩　山梔　胆草　黄栢　滑石　甘草
柴胡　秦艽　葛根　大便秘加大黄　以上皆熱邪傳裏之方
黄芩芍藥湯　治太陽自利黄水
黄芩　白芍　甘草　桔梗　厚朴　葛根　柴胡　白术忌用
加味五苓散　治傷寒熱結膀胱小水不利
白术　茯苓　猪苓　澤瀉　滑石　木通　車前子
去白术加廣皮亦可　若胃無病用白术
白虎湯　治汗後口渴怕熱蒸蒸汗出

石羔　知母　甘草　粳米　怕寒口不渴忌用　口渴加麦冬渴甚加人参五味　發斑加玄参　心煩加竹葉　湿温加蒼朮

加味涼膈散　治傷寒熱不解無汗

薄荷　黄芩　山梔　連翹　桔梗　知母　甘草　石羔

大便秘加硝黄

羌防敗毒散　治發斑初起

荆芥　防風　羌活　連喬　黄芩　桔梗　牛蒡子

犀角　甘草

消斑青黛飲　治赤斑在上膈乃散漫之熱不可下只宜清散

柴胡　青黛　玄參　山梔　黃連　生地　牛蒡子　犀角

甘草　知母　銀花　虛加人參

加味陷胸湯　治傷寒目不識人譫語舌胎齒燥痰熱結于心下

不飢不寐

黃連　半夏　瓜蔞實　枳實　桔梗　黃芩　柴胡　甘草

加味二陳湯　治胸滿心悸按之有聲不痛而軟此停飲也

半夏　茯苓　廣皮　枳殼　杏仁　豬苓　澤瀉　前胡

瀉心湯　治邪熱傳入心經嬉笑錯語形如酒醉

生地　黄連　川貝母　山梔　茯神　犀角　滑石　木通

石菖蒲　燈心

加味鮮毒湯　治汗下後大熱煩躁諸藥不能退者

黄芩　黄連　黄栢　山梔　連翹　柴胡　知母　石羔

甘艸

竹茹湯　治胸中煩熱欲嘔

竹茹　麦冬　枇杷葉　蘆根

復脉湯　治傷寒脉結代邪少虚多陰液枯竭口乾舌燥手足瘈

瘲

炙甘草　人參　生地　麥冬　阿膠　麻仁

加味生脉散　治面赤如粧脉沉足冷虛陽泛上即陰症似陽當與直中陰經條同治

人參　麦冬　五味　白芍　知母　甘草　附子　乾姜

煎好加童便冷服恐陰盛格陽須熱因寒用也

加味小柴胡湯　治傷寒熱〻入血室晝則明了夜則譫語寒熱往来等症

柴胡　黄芩　丹皮　當歸　生地　桃仁　炮姜

柴胡百合湯　治傷寒瘥後昏沉不眠反覆不安心中懊憹為百

合病乃熱邪怫鬱于内而氣不宣通也
柴胡　知母　百合　麦冬　白芍　甘艸　生地　鱉甲
乾姜　大棗　虛加人參　筋惕加當歸　痰多加川貝
錯語加黄連　迷悶加枳殻　嘔加半夏竹茹　水停心下加
猪苓
溫膽湯　治愈後虛煩不眠此心膽俱怯也
半夏　茯苓　廣皮　甘艸　枳實　麦冬　棗仁　山梔
竹茹　石菖蒲　虛加人參
酸棗仁湯　治病後津液内竭虛煩不眠

棗仁　甘草　知母　麥冬　生地　茯神　川芎　當歸
乾姜　虛加人參
參胡三白湯　治愈後勞役太早復發熱者勞復也
人參　柴胡　白朮　白芍　白茯苓　姜棗　心煩加麦冬
五味　渴加知母　不眠加棗仁遠志　痞滿加黄連枳實
温經麦冬散　治勞復
麦冬　甘草　歸身　山梔　柴胡　枳殼　陳皮　白芍
枳實神麯湯　治食復
枳實　山梔　神麯　乾姜　柴胡　豆豉　山查　厚朴

甘草

鼠糞韭根湯　治愈後犯色太早頭重目花小腹疠痛百節解散

或憎寒壯熱陰火上沖面赤心煩女勞復也

雄鼠糞（兩頭尖者）　韭根白　生地　知母　人參　柴胡　竹茹

甘草　韭白通陽鼠糞通陰蓋鼠爲陰物晝伏夜現無微不通

專入肝經血分

升陽湯

人參　當歸　麦冬　五味　白朮　甘草　入金首飾同煎

燒裩散　治陰陽易

男子病取婦人裩襠近陰處剪取一方燒灰白湯調服　婦人病取男子裩襠須日逐穿着者取同氣相求之意也

氣虛前灰加人參　血虛前灰加當歸　卵腫痛竹茹黃連生地甘草青皮木通韭根鼠糞有粘汗出為効　有熱加柴胡火上冲加黃栢知母

若腎虛真陽上脱有寒無熱脉虛足冷者人參四逆湯調前灰

若傷肝經當歸四逆湯加吳茱熟附調下用分寒熱而治

當歸　白芍　桂枝　木通　甘草　吳茱萸　細辛　通草

姜棗

手足厥冷則陽氣外虛故用桂枝細辛温其表脉細欲絶則陰血内弱故用归芍以調其裏通草通其陰陽甘棗和其營衛雖曰傳至厥陰始終只是一湯症

婦人小腹急痛連引腰胯四肢不仁無熱者當歸白术散調下

當歸　白芍　人參　黄芪　白术　甘艸　附子　桂枝

若見舌吐出卵縮入腹婦人痛引陰中乳頭縮入手足攣拳及指甲者青黑者不治

傷寒七日不解為再經十二日不解為過經此皆邪氣在經故有再經過經之傳未曾入府者也府者陽明胃也不拘日數一入于府則邪熱至此結聚不復傳矣三承氣湯消息下之

凡冬月大寒時有此症。若春夏秋無此症也。不過暴風寒耳。看書須具眼睛。

陰症傷寒

凡人發然口噤身體强直痛如被杖口吐白沫四肢厥冷寒戰引衣自覆或踡卧或自汗頭不疼口不渴六脉沉微欲絶此爲陰症傷寒乃寒邪直中于陰經也多因房勞後感冒寒邪或曉行露宿衣衾單薄值冬月嚴寒之時寒氣直入于内故見以上諸症惟溫以散之若初起一槩發散其藥入口即吐必至危殆四逆湯主之

熟附子　炮姜　甘艸　臨服入蜜少許童便半杯　腹痛加木香　小腹痛加炮淡吴茱　有痰加半夏　泄瀉加白朮

若無脉入猪胆汁一匙　外灸關元氣海二穴再以葱餅烘熱

熨人臍

凡飲食生冷則寒邪直中于太陰必自利腹痛理中湯主之

人参　白朮　炮姜　甘草　寒甚加附子　腹痛加官桂木

香　泄瀉加升麻陳壁土炒用

凡房勞感寒則寒邪直中于少陰必欲寐不語四逆湯

凡房勞感寒之甚則寒邪直中于厥陰必舌厥囊縮脇痛手指甲

青黑四逆湯加吳茱萸

凡傷寒起初發熱頭不疼但欲寐脉沉足冷此少陰症似太陽也

此少陰在經之症

當合內外而治之麻黃附子細辛湯　本少陰症當無熱因發

熱故似太陽也邪尚在表未傳在裏但皮膚鬱閉而為熱也故用麻黃發表附子温裏細辛通腎

太陽脈似少陰

此太陽少陰兩經俱病蓋腎與膀胱為表裏也

凡傷寒初起發熱頭疼身痛脈沉足冷此太陽脈似少陰也因其人裏虚久寒正氣衰微所致當捨症從脈四逆湯主之若槪與發表必死　本太陽症脈當浮洪因脈沉足冷故似少陰也治宜先救裏養正邪自散也脈訣云陽症見陰脈者死

二症陰陽互見内外俱傷即所謂兩感傷寒也須明辨之否則死生反掌未可以人命輕試也（熱附配麻黃發中有補　生附配乾姜補中有發）

凡傷寒頭不疼口不渴身温足冷面赤如粧煩躁欲坐卧于泥水

中狀似陽症但飲冷即吐脈来沉遲無力或數大無力為陰症似陽又名陰極發躁宜四逆湯人虛合生脈散澄清泥漿水煎浸冷服之熱因寒用恐陰盛格陽熱服即吐耳服後熱性下發引火下行得睡便安靜矣

傷寒死症

凡大熱發汗不出者死　下症用硝黄不行者死　身冷汗出如珠不流者死如油亮光喘急者死　舌有黑刺刮之易生者死　有脈手硬强翻者死　陽症見陰脈者死　身熱脈大弦數身重不可轉側者死　發斑譫語脈歇至者死　喉中有痰声如拽鋸

身冷脉散者死　右寸脉短縮者多死　一手無脉或細小者多
死　一手一足腫者死

類傷寒症

傷寒證治前已詳言矣然有證與傷寒相似而其因大不相同者
惟其相似也故皆以傷寒名之不知類傷寒而非冬月正傷寒也
虛實之分不可不一置辨俾臨症洞然厥無淆惑之見
如頭疼身痛發熱惡寒或噯氣惡食作酸或胃口痛飽悶兀兀欲
吐兩寸關脉洪滑有力者此為夾食類傷寒香砂平胃散治之
若食在上焦欲吐服藥後飲熱茶一盞以指探之一吐即寬

如頭疼身痛發熱惡寒兼胸膈不寬氣不舒暢兩脇作痛左脉有力右脉沉洪者此為火氣類傷寒芎芷香蘇散治之

如頭疼身痛發熱惡寒兼喘急痰涎壅甚右寸口脉滑數者此為夾痰傷寒加味導痰湯治之　　壯實者先吐之

如頭疼寒熱濈濈汗出倦怠身痛兩腿酸疼左脉有力右脉大而無力或微細濡弱者此為勞力感寒補中益氣湯主之 加羌防秦艽

如頭疼身痛寒熱而兩膝紅腫發疼者此為脚氣類傷寒加減羌活湯治之

如寒熱頭不疼身不痛但小腹或胸膈脇下疼痛手不可按或小

便利而大便黑者此爲蓄血類傷寒或其人曾努力負重或跌朴爭毆而致活血湯治之或桃仁承氣湯

如頭疼身痛發熱惡寒胸膈否悶腹痛若其人曾過喫生冷之物而復感寒氣脉來沉遲而緊者此爲內傷生冷外感風寒之症藿香正氣散主之

如發熱不惡寒頭不痛身亦不疼但眩暈而重煩燥不眠此爲虛煩類傷寒因勞役過度而致者補中益氣湯加棗仁因房勞過度而致者八仙長壽丸因用心過度而致者加味歸脾湯或天王補心丹

如發熱惡寒頭疼體痛而胸膈赤腫此為赤膈傷寒荊防敗毒散加芩連瓜蔞紫金皮玄參赤芍若有表復有裏防風通聖散如黄連瓜蔞紫金皮

如惡寒發熱脊強背直耳中策策痛者此為黄耳傷寒荊芥防敗毒散治之

選方

香砂平胃散　治夾食傷寒

焦蒼术　厚朴　廣皮　木香　砂仁　蘇梗　枳殼　查肉

桔梗　神麯　麥芽　頭痛加羌活　有痰加半夏

芎芷香蘇散　治夾氣傷寒

香附　紫蘇　川芎　白芷　陳皮　甘草　枳殼　桔梗

青皮　胃口痛加木香白蔻　腹膨加厚朴　有痰加前胡

半夏　熱加黄芩　此着氣感寒感寒後着氣之症

加味補中益氣湯　治勞力感寒

黄芪　白术　當歸　廣皮　柴胡　升麻　甘草　茯苓

羌活　防風　黄芩　虛加人參　汗多加桂枝白芍　口渴

加麥冬五味

加味導痰湯　治夾痰傷寒

胆星 半夏 枳實 廣皮 桔梗 甘草 黄芩 前胡

防風 杏仁 渴去胆星半夏加貝母花粉

加減正氣散 治内傷生冷外感寒邪之症

平胃散加半夏乾姜紫蘇香附官桂只壳 兼氣加木香砂仁

烏藥 小腹痛嘔吐涎沫加吳茱萸

加減羌活湯 治脚氣傷寒

蒼朮 黄柏 羌活 防風 檳榔 木瓜 牛膝 獨活

米仁

活血湯 治蓄血傷寒

桃仁　紅花　歸尾　赤芍　丹皮　生地　柴胡　在上加
桔梗　在中加枳實　在下加青皮牛膝

六味地黃湯　治房勞過度虛煩之類症

加味歸脾湯　治勞心太過虛煩不寐等症
人參　白朮　當歸　棗仁　茯神　遠志　甘草　黃芪
木香　丹皮　山梔　桂圓

天王補心丹
棗仁　茯神　遠志　人參　黃連　麥冬　柏子仁　生地
菖蒲　五味　甘草　百部　天冬　桂圓　當歸　硃砂

為末煉蜜丸

硃砂安神丸

生地　棗仁　當歸　白芍　甘艸　麦冬　茯神　硃砂

蜜和豬心血丸酒送下

傷寒汗下不徹餘邪熱毒結於耳後名曰發頤宜速消散之緩則成膿連召敗毒散連召　山梔　玄參　薄荷　牛蒡子　赤芍　貝母　桔梗　甘艸　若下則睾丸腫脹一丸大一丸小此少陽感受風熱移于厥陰荊芥　防風　柴胡　赤芍　連召　天力　萆薢　防已　大黃卷　土貝母　青皮　王栢　土茯苓

傷寒如結胸狀但飲食如故時時下利痛引少腹陰筋寸脉浮關脉沉細而緊舌上白胎滑名曰臟結死不治茱萸四逆湯可救十中之一二

傷寒病發於陽而反下之因作結胸言陽熱之重者下早表熱內陷而成結胸病發於陰而反下之因作痞滿言表熱之輕者下早成痞滿舊註風傷衛為陽寒傷營為陰不知寒傷營無汗身痛發熱之表邪重於風傷衛豈悞下反變痞滿之輕病必以表熱之輕重而分陰陽也或陰陽二字傳悞蓋寒傷營營屬血而硬痛者為結胸風傷衛衛屬氣而不痛者為痞滿然痞滿之甚多由其人痰溼內蘊非若結胸之必因下早而陽邪內陷此大小結胸五種瀉心分可結胸痞滿諸治

傷寒懊憹無結可攻無痞可散惟梔子豉湯可以開發虛人內陷

之表邪一湯而迅掃無餘即勞復食復但於方中加枳实一味其
温熱時行亦可取法乎此也
寒疫多發於春時春則少陽司令風木之邪必先少陽而太陽〻
明在外病則三經俱受是以治感冒之方若香蘇芎蘇参蘇正氣
十神之類皆三、經雜用不分耳試觀夏暑必傷心包秋燥必傷肺
絡不離於司氣之主令也

春温病邪伏經中日久皆從火化而發其熱自内達外必用辛凉以化在表之熱苦寒以泄在裏之熱内氣一通自能作汗有渾身壯熱服黄芩湯加香豉葱白一汗而解豉乃黑豆所盦得温熱之氣釀成敗穢之質故能引領外邪從太陽蒸汗而解人中黄甘艸所製清以滓穢去下焦濁陰之毒同氣相求之妙有發熱自利服葛根黄芩黄連湯而愈者有舌乾便閉服凉膈散而安者古人云誤下不為大害誤汗為害非常但春時多有非時暴寒間雜其間不可不審諦明白而治蓋暴感風寒初時悪寒不渴也

傷寒症發班紫色。一見即退。退後雖再發。亦復隱者。必致痰喘氣急不治。癍疹亦然。

邪氣入裏与正氣博。則腹痛。太陽腹不痛。少陽有胷脇痛。而無腹痛。陽明腹滿痛。此為裏实。宜下之。

發热頭痛。惡寒無汗。服汗劑。汗不出者為陽虚。不能作汗。名無陽症。若不論時令。概以麻黄重劑刦汗。貽害無窮矣。

温病多發於春分後夏至前天令温暖感受其氣忽有暴寒熱爲寒鬱頭疼身熱與傷寒相似但傷寒邪自外入無汗惡寒口不渴此則邪自内出不惡寒而口渴有汗間有無汗惡寒者亦不若冬時之甚也其脉右大于左不可大汗治以清熱爲主而解肌次之表症見宜用辛涼裏症見宜用苦寒加減涼隔散主之　太陽合陽明人參敗毒散加葛根合少陽倍柴胡陽明合少陽柴葛解肌湯單見少陽小柴胡湯若裡症又急大柴胡湯初起表裡症俱現河澗雙解散虛煩竹葉石羔湯泄瀉四苓散合六一散凡温病發于三陽者多危傳入胃腑與傷寒同法用三承氣湯下之惟發表

不同者蓋因春時温氣而發非寒邪傷于表也宜辛凉之劑解之
温病脉浮大有力者可治細小者難治所以大熱蒙蒙脉小足冷
者多死　春月之病不一有冬傷于寒至春而成温病者有冬感
温氣至春更感温熱而成温毒者有但遇時行温熱之邪而即發
温病者有感微温之風而為風温者有受春月暴寒而成感冒者
須分别施治入春則裏氣大泄木火内燃強陽無制燔燎之勢直
從裏發立治以存津液為第一黄芩湯加葱豉最為捷徑表分可
以肅清
冬傷于寒至春而成温病者蓋陰虚好色之人腎水先虧寒邪乘

虛而入隱伏骨髓之中或盲募空隙之處鬱久化熱津液暗耗至春陽氣發動水不生木伏邪隨氣發泄其病最重百中難救六七其狀熱從骨内鬱蒸而出始發之時多兼微寒舌上無胎六脉虛細而濇或洪大無倫神識煩倦二三日即舌乾燥而光如明鏡漸變神昏譫語兩手發痙舌上焦黑不可表散誤投即刼津必死初起涼膈散去硝黄加麦冬玉竹繼用養陰泄邪復脉湯去桂枝生姜或大劑六味地黄湯加柴胡白芍名滋陰生肝飲

冬感温氣至春感温而成温毒者蓋冬時温暖天地氣不收降人身肌膚疎豁邪伏于内至春更感霧露之邪或温熱之氣從口鼻

而入直達膜原流布三焦其證身熱煩悶舌絳口渴發斑譫語是病從內發非發表攻裏之所能解者雖有外邪藝透可也否則劫奪津液一入心包發厥發痙之所必致初起開泄上焦薄荷鬱金杏仁連翹桔梗滑石通艸山梔花粉若發斑目赤唇焦大渴引飲是溫毒未曾泄越宜解毒泄邪犀角連召大力子銀花玄參桔梗山梔竹葉杏仁通艸　若六七日身熱不解舌上枯燥大便祕結班色紅紫是熱傷津液宜養陰洩熱鮮生地犀角連翹麦冬玄參銀花滑石甘艸如腹硬滿痛加大黃下之　若嬉笑錯語面赤舌絳是熱邪由肺而入陷心包要防神昏不語宜清心泄熱生地犀

角連喬川貝母天竺黃黑山梔鮮石菖蒲汗治溫毒要辨心營肺
衛如舌絳嬉笑發班是邪入營分宜養陰如舌白邊紅咳嗽煩悶
是邪在氣分宜邪泄蓋傷寒是足經溫毒是手經病也
但遇時行溫熱之邪而即病者蓋春分以後君相主氣當權或隨
年司天在泉客氣加臨時令溫暖人感之而病是也其由七情內
傷而溫邪感觸氣從口鼻直走膜原中道蓋傷寒陽症邪自太陽
次第傳及至于春溫鼻受氣則肺受病口入之氣竟由脘中所以
原有手經見症不比傷寒足六經病也其原不同治法亦異溫汗
不可發汗汗則劫津傷陽身必灼熱若頭疼身熱煩燥癮疹瘡瘍

唇乾口渴左手脉洪而盛此手厥陰心胞經病紫苦香豉湯　若心動錯語煩燥喜笑不休此心胞臟病也導赤各半湯　若表裏邪熾三焦大熱煩燥大渴者香豉合解毒湯或三黄石羔湯　若熱邪傳腎水虚火旺而煩躁者宜滋陰以救腎水黄連阿膠湯合六味地黄湯　若火邪入裏内合心胞擾亂血分血熱妄行而吐血衄血者犀角地黄湯　若火邪挟木傳入肺衛胃氣逆作嘔二陳湯加芩連竹茹　若邪傳于胃而挟痰氣上逆于肺肺不受邪還反于胃而呃逆者瀉心湯若脉沉細濇弱手足厥逆者死　若邪傳于胃逼廹水穀下奔而自利者黄芩湯合天水散加枳桔麯

金　若熱邪直傳心胞喜笑不休煩心譫語者涼膈散　硝黃加犀角黃連治之　若邪傳肺胃而發班疹者消毒犀角飲　若熱邪傳入心胞喜笑不休躁亂不寧譫語發狂者柴芎香豉湯合黃連解毒湯或加生地麥冬犀角之類急者以牛黃清心丸此由手經之邪居手心胞膈上非足陽明胃實之症可用下法也悮下則傷胃氣漸至神昏不語而死　若邪傳三焦包絡邪正兩虛驚惕脉代者炙甘草湯要知驚惕脉代者虛不代者實能食者愈不能食者死此獨得之秘也　若火邪逼迫神識不清膀胱氣熱而遺溺者六味地黃湯

感微温之風而為風温者立春之後三陽開泰氣發温暖先受温邪而後感風也其證惡風身熱自汗咳嗽頭痛身重嘿嘿欲眠語言難出四肢不收尺寸俱浮治宜辛凉之劑薄荷杏仁連翹桔梗荆芥麦冬玉竹甘草之類

受春月暴寒而成感冒者正二月風木司令時當和煦或值寒氣去而不去或太陽司天寒水客氣加臨人感之而頭疼身熱惡寒無汗脉浮緊者非温病也乃太陽經感冒之症羌活冲和湯汗之

初春時令寒温風熱不一最難辨别故表出之

春温選方　青蒿減柴胡一等亦是少陽本藥得春令少陽之氣最早

涼膈散　治膈熱發斑表裏俱熱
薄荷　防風　黄芩　花粉　連翹　桔梗　甘草　燈心
竹葉　無汗加蘇葉　身痛加羌活　渴加知母麦冬　小便
不利加滑石木通　汗多加白芍　便秘加大黄
敗毒散　治時疫初起壯熱寒疫汗後熱不止
羌活　前胡　川芎　桔梗　只殼　茯苓　甘草　獨活
柴胡　虚加人參　加陳倉米名倉廪湯治疫痢
雙解散　治温熱病表裡大熱
羌活　葛根　柴胡　防風　荊芥　石羔　黄芩　滑石

山梔　連翹　知母　甘草　桔梗

導赤各半湯　治熱傳手少陰神昏手厥陰心包絡嬉笑錯語

川連　甘草　生地　木通　知母　滑石　麦冬　山梔

黄芩　犀角

柴芎香豉湯　治三四月感冒手厥心包伏君行事身熱煩燥班疹等症

柴胡　淡豆豉　生香附　紫蘇　川芎　丹皮　防風

獨活　甘草　生姜煎八分以指探吐微汗出愈

犀角地黄湯　治春溫熱甚發班錯語

生犀角　山梔　荆芥　丹皮　赤芍　生地　黄芩

瀉心湯

半夏　黄芩　乾姜　黄連　人参　甘草　生姜　大枣

黄芩湯　治春温自利

黄芩　白芍　甘草　加杏仁枳殼桔梗欝金

消毒犀角飲　治發班

荆芥　桔梗　連翹　防風　黄芩　犀角　生大力子

黄連解毒湯　治内外熱極

黄連　黄芩　黄柏　山梔

炙甘草湯　治津液內涸舌光如鏡神昏發熱

人參　生地　麦冬　阿膠　麻仁　炙甘草

熱病發于夏至後感壯熱之氣而得其症亦頭疼身痛發熱不惡寒而渴煩悶脉多洪數當因辛涼苦寒清解熱毒不宜大發其汗縱或有寒邪亦不宜汗裡症具者下之大抵熱病比温病尤加熱也脉得洪大有力乃病脉相應若細小無力難醫若人虛脉弱主扶元氣兼解邪熱熱病一二日瀉利腹滿熱甚者死三四日目昏譫語熱甚脉小者死五六日舌本焦黑燥渴者死七八日衄血吐血下血躁熱脉大者死八九日發痙兼昏沉者死已得汗而熱

反甚脉躁急者死　熱極煩渴神思昏乱須閉門牖使邪熱舒散用青布浸井水中絞乾搭在胸膈頻換即醒再以糖梅薄荷水飲之

白虎湯　熱病主方

石羔　知母　甘草　粳米　若有表邪加葛根荆芥　胸痞加枳桔　小便不利加滑石　虚加人參　若衄血加生地丹皮　喘加花粉杏仁　若患熱煩渴脹滿舌黃燥或黑乾不大便涼膈散兼暑濕合天水散　若發斑譫妄昏乱者黃連解毒湯　若見浮緊感夏時暴寒先以葱白香豉湯撤其外

夏月之病亦不一有冬傷于寒至夏爲熱病者有但感暑熱之氣而爲病者有先傷暑而後傷溼爲溼温者須分别施治

冬傷于寒至夏爲熱病者蓋因伏邪春令未發至夏陽氣盡洩邪由此而出故熱病必經陽明若温病由少陰而出少陽各因時令之氣也但爲日既遲爲熱愈熾所以白虎湯用石羔升凉胃熱知母瀉滋腎火甘草粳米維持中氣也

但感暑熱之氣而爲病者當辨虛實其症頭痛身熱腹脹腹痛無汗脉洪數者是實症也香茹飲六一散白虎湯主之若自汗如雨暴泄如注身熱肢冷眩暈欲死六脉虛軟微弱此氣虛傷暑清暑

黃梅天多湿病

益氣湯主之否則氣脫而死
濕溫者兩脛逆冷胸滿頭目痛妄言多汗蓋暑濕邪遏抑陽氣
故脛冷而腹滿濕得暑邪鬱蒸爲熱故頭痛多汗妄言其脉陽濡
而弱陰小而急切不可發汗蒼朮白虎湯　若濕氣勝一身盡痛
發熱身黃小便不利大便反快茵陳五苓散　凡風寒得汗解濕
邪不從汗解故不可發汗〻之則痓蓋濕本陰晦之邪口鼻吸受
從上內侵故汗下清熱消濕不相干涉濕熱蒙蔽周身之氣原無
有形有質可攻當用苦辛寒主治㧾以氣分流利爲主氣通則濕
解矣　若頭脹脘悶嘔惡渴不多飲兩足反冷是熱在濕中杏仁

半夏茵陳白蔻厚朴廣皮六一散茯苓皮石菖蒲　若舌色灰黄頭痛身痛發熱不止脉緩宜滲濕竹葉滑石連翹杏仁厚朴茵陳豬苓　若脉數重按無力左腰脇疼不能轉側舌苔邊白心紅熱悶不欲飲是濕邪滯着經絡宜進氣分輕淺之藥白通草米仁西瓜翠衣醒頭草葉杏仁川貝　若脉左數右緩舌白發熱自汗小溲溺痛身半以上皮膚骨節掣疼皆是濕邪阻閉鮮絲瓜葉花粉茵陳通草滑石杏仁連翹米仁　若左脉數舌白目黄遍身發黄左腰脇間彈痛臥則氣逆或噯氣是濕熱痳着絡中大豆黄卷白蔻仁通草茵陳米仁杏仁豬苓滑石　若舌白肢厥語錯丹痧背

多胸少汗出此温邪着於氣分羚羊角天竺黄射干川貝石菖蒲米仁茯苓

四時陰濕久雨人患身重發熱頭疼惡心温痰停積也加減二陳湯主之　二陳加羌活蒼术

久遇陰雨継而大熱温熱薰蒸人感之身熱體重多汗燥渴者名濕温温蒼术白虎湯　或青黛六一散蜜水調可常用名碧玉粉

一方　苦參一两水酒各一碗煎八分熱飲或汗或吐治狂言心躁結胸将死神効

疫症四時俱有如春應煖而反寒則有寒疫冬應寒而反温則有

温疫推之于夏應熱而反凉秋應凉而反熱應燥而反溼及久雨之溼久旱之燥偏于太過者皆可成疫也各隨時氣之不正者主治則得之矣

正二月間病

寒疫即時行之傷寒病也既冒寒邪當以辛温散表　太陽羌活冲和湯陽明升麻葛根湯少陽柴胡防風湯若寒邪已散裏有結熱仍照傷寒清裏之法

三四月間病

温疫即時行傷熱病也熱邪帶表常以辛凉解散太陽羌活冲和湯陽明升麻葛根湯少陽小柴胡湯温疫禁用辛温若裏有結熱凉膈散三黄湯人參白虎湯有下症者三一承氣湯

長夏黄梅大病

湿疫即時行傷湿病也要分寒湿熱湿若無汗發熱身體拘緊口不消水脉濡而小此太陽寒湿之症宜辛温散表羌活敗毒散若見少陽加柴胡若見陽明加葛根若發熱多汗口渴消水脉洪而数此陽明湿熱之症宜辛凉解肌升麻葛根湯合神术湯

秋分以後小雪以前天令秋凉人感之而病名燥症

燥疫即時行傷燥病也燥之熱之症多傷手陽明大腸手太陰肺故燥火之症每多煩渴喘逆當用清燥之藥如白虎湯清燥湯切忌温燥又不可發汗利小便重亡津液

神术湯　治濕熱疫邪表裏漫解

防風　炒蒼术　石羔　甘草　加半夏草菓石菖蒲茯苓

立夏後春溫漸息瘟疫方盛舌白如粉脉有數象長幼傳染病

清燥湯　治燥傷肺氣

桑葉　石羔　人参　麦冬　枇杷葉　杏仁　阿膠　黄芩

知母　花粉

瘟疫非傷寒也傷寒感天地之常氣此感天地之厲氣也邪自口鼻入內不容臟腑外不容經絡舍于伏脊之內去表不遠附近于胃乃表裏分界針經所謂横連膜原是也要分三焦而治人之鼻氣通于天故陽中霧露之邪為清邪從鼻息而上入於陽入則發熱頭痛項强頸攣即大頭瘟蝦蟆瘟是也人之口氣通于地故陰中水土之邪為濁邪從口舌而下入于陰入則其人必先內慄足

膝逆冷便溺妥出臍腹疞痛即絞腸瘟軟脚瘟是也然從口從鼻所入之邪必先注中焦以次分布上下故中焦受邪則營衛不通血凝不流其釀變即現中焦所稱瓜瓤瘟疙瘩瘟是也此三焦定位之邪也治法上焦如霧升而逐之兼以解毒中焦如漚疏而逐之兼以解毒下焦如瀆決而逐之兼以解毒故未病前預飲芳香正氣藥既病後急以逐穢為第一義

瘟疫初起先憎寒後發熱頭痛身痛舌胎如粉脉不浮不沉洪而數以邪在膜原故也不可汗亦不可下宜達原飲疎之此中焦藥也

檳榔二錢　厚朴一錢　草菓仁一錢　知母二錢　石菖蒲八分　黄芩一錢半　甘草五分

若舌稍見白未如數粉仍歸春温調治黄芩知母清理腸胃之熱邪複以菖蒲透膜甘艸和中

前三味消滯破結協力並逐使邪氣速離膜原後四味為滋液和血清燥和中之用　若見三陽經症則加三陽經藥　若服此藥一二劑邪氣外傳由肌表出則或出汗解或身發班消順境也若汗出而熱仍不退脉長洪而數白虎湯辛凉解散或戰汗自汗而解若班出不透而熱不退宜透班解毒蓋前服達原飲毒結漸開邪氣已離膜原尚未出表然内外之氣已通故多汗宜辛凉散之也　愈後一二日或三四日仍舊發熱内無胸腹脹滿脉洪而數此膜原有隱伏之邪未盡也仍用前法　若服達原飲而無汗無班反現胸腹痞滿此邪傳裏也欲吐不吐胸中懊憹邪

在裏之上焦也梔豉湯心腹脹滿大便秘結此邪傳裏之下焦也承氣湯下之　若吐下後愈二三日依前發熱者此為再裏病在上者仍吐在下者仍下　若三陽表症具而裏症亦具舌胎先白後黃此表裏分傳之候三消飲

達原飲加羌活葛根柴胡大黃

若表症多裏症少是表勝裏病也當治表兼治裏三消飲大黃少用　若裏症多表症少是裏勝表病也但治裏或吐或下表病自愈　若下後數日反加頭痛身痛此由裏出表也脉浮者白虎湯虛者加人參　用達原飲加大黃下後舌色變黑生刺鼻如烟煤大承氣下之

凡疫邪首乎早下但見舌黃心腹脹滿便可選用承氣湯以驅其邪乘人氣血未亂津液未枯投劑不至掣肘也凡元氣勝者毒易傳化元氣薄者邪不易化即不易傳故曰邪與元氣不兩立也　下後脉浮而微數身微熱神思不爽此邪熱浮于肌表而裏已無滞也白虎湯若脉空而數正氣微也加人參

温疫初起達原飲　表裏分傳三消飲　熱邪散漫白虎湯　注意逐邪承氣湯　畜血桃仁承氣湯犀角地黃湯　發黃茵陳湯　解後宜養陰清燥養營湯柴胡養營湯　下後反嘔半夏藿香湯　補瀉兼施黃龍湯人參養營湯　勞復安神養血湯　疫痢檳

柴胡清燥湯白芍當归生地廣皮甘艸竹叶灯心花粉知母柴胡

茵陳湯　茵陳山梔大黃生姜

清燥養營湯知母花粉當归白芍生地黃陳甘艸

亨

内科心典

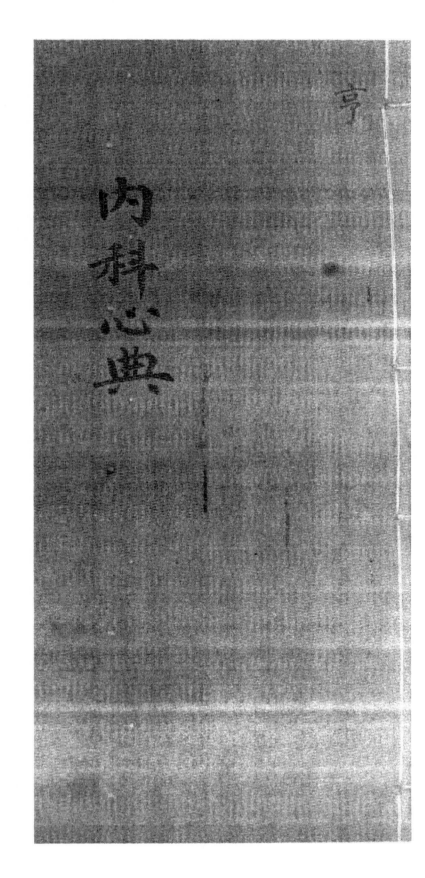

芎順氣湯

大頭瘟多發于冬溫之後亦時疫之熱症也初起寒熱身痛次則頭面紅腫成塊甚則咽喉堵塞從腦後項下腫起者屬太陽經從正面眼鼻腫起者屬陽明經從兩耳前後并頭角腫起者屬少陽經脉洪數者易治沉微者難治

主方

防風　牛蒡子　連翹　荊芥　馬勃　天虫　薄荷　桔梗　黄芩　甘草　太陽加羗活　陽明加白芷升麻　少陽加柴胡　痰加貝母　口渴加花粉麦冬　大便不行加大黄

蝦蟆瘟屬風熱其證咳嗽發熱聲啞腮腫者是也頸大腫脹喉痺失音如蝦蟆一名捻頸瘟

主方

防風 荊芥 羌活 薄荷 桔梗 花粉 甘草 黄芩

前胡 桑皮 大力子 燈心 外用蚯蚓泥晒乾側栢搗汁

調塗

瓜瓤瘟胸高脇起嘔血如汁者是也生犀飲治疫癘初起眩暈嘔血

犀角千 蒼朮麻油炒千 黄連千 黄土半兩 芥茎葉一撮 金汁半盞

虛加人參大便結加大黄渴加花粉表熱加桂枝黄連便濃血

去蒼朮倍黄土加黄栢便滑以人中黄代金汁

楊梅瘟遍身紫塊忽然發出黴瘡者是也清熱解毒湯下人中黃丸并刺塊出血

人中黃丸　治瘟疫諸熱毒

大黃三兩　人中黃　蒼朮　桔梗　滑石各二兩　人參　黃連　黃芩各一兩　防風五錢　香附四兩　神麯丸清熱解毒湯送下二三錢

清熱解毒湯　治溫疫大熱

黃連　黃芩　白芍　生地　人參各一錢　石羔　羌活　知母各一錢　甘草　升麻　葛根各一錢

疙瘩瘟發塊如瘤遍身流走旦發夕死者是也三稜針刺入委中

穴出血服人中黄散

辰砂　雄黄各半　人中黄两　右為末薄荷桔梗湯下二錢日三夜二服

絞腸瘟者腸鳴乾嘔水泄不通者是也探吐之宜雙解散

軟脚瘟者便清泄白足腫難移者是也即湿温蒼朮白虎湯不可輕下

運氣五瘟丹

黄連　黄芩　黄栢　山梔　香附　紫蘇　大黄　甘草

共為末蜜丸雄黄為衣白湯化下

乙庚年黄芩為君　丁壬年山梔為君　丙辛年黄栢為君

戊癸年黄連為君　甲己年甘草為君

痧疹者手太陰肺足陽明胃二經之火熱發而為病者也其症咳嗽身熱煩悶咽痛治法當以清涼發散為主

防風解毒湯　治痧疹初起以肺經藥治之

防風八分　薄荷七分　石羔錢　連翹錢　木通八分　桔梗八分　荊芥八分　牛蒡子錢

知母八分　竹葉十片　枳殼七分　甘艸三分

冬有非時之暖謂之冬温即不正之氣蓋冬不藏精之人腎氣外泄腠理不固温氣襲人感之為病其脉寸洪尺數或實大心煩嘔逆身熱不惡寒頭疼身重面腫欬嗽咽痛下利与春温無異而時

令不同也葳蕤湯加減　若先感温氣即被嚴寒遏抑則發熱而微畏寒汗不出而煩躁麻黄石羔發之　若冬温誤認傷寒辛熱發汗以致發班成毒者犀角玄參湯　凡冬温大便泄而譫語神氣昏憒脉虚小手足冷者死　咽痛甘桔湯　温疫通用敗毒散

春時温病未愈適復感寒忽作寒熱者温瘧也其症寒熱交作胸脇滿煩渴而嘔微惡寒者小柴胡去參半加花粉石羔

發班失于汗下熱毒内攻蘊於胃府發出肌表鮮紅起發者吉稠密成片紫色者半死半生雜色青紫者十不一生凡足冷耳聾胸中煩悶欬嗽嘔逆躁熱起卧不安者便是發班之候須得脉洪數

有力身溫足暖者易治若脉小足冷元氣虛弱者難治狂言發班大便自利或短氣燥結黑班者皆不治班如錦紋身熱煩躁而無燥結者黃連解毒湯

若燥悶狂妄而無汗者三黃石羔湯　自汗煩渴而發班為胃熱人參化班湯　煩熱錯語不眠白虎合黃連解毒湯　班不透犀角大青湯　已透熱不退加人參生地　凡班色紫者為危候黃連解毒合犀角地黃然須与病家言過而用以此症難藥十中僅救二三若黑色而下陷者必死也

發班雖禁下若大便閉躁渴色紫者可微下之

若發班已盡外勢已退內實不大便譫語小劑涼膈散或大柴胡微下之

葳蕤湯　治風溫

玉竹　石羔　白薇　杏仁　葛根　羌活　甘草　大渴知母花粉人參

犀角黑參湯

犀角　元參　射干　黃芩　人參　甘草

三黃石羔湯

黃連　黃芩　黃柏　石羔　山梔　香豉　麻黃　葱白

黃連解毒合犀角地黃湯

黄連　黄芩　黄柏　山梔各一錢五分　犀角　生地　丹皮

白芍各一錢

消毒犀角飲　治斑疹已出身熱不減

荆芥　防風　大力子　桔梗　黄芩　犀角　連翹

班疹

夫班與疹不同斑者隱隱在皮膚中大者成片小者如芝蔴輕者如星布重者如錦紋乃胃經熱毒也鮮紅者吉紫黑者凶疹者小紅靨有頭粒或隨出隨没或没而又出隱隱皮膚不透出者爲癮

疹顆粒透皮膚者爲痧疹〻屬肺家肺主皮毛故有頭粒尖起然必兼鼻塞流涕欬嗽声重爲異耳又有赤白之分赤屬血分白屬氣分黃者脾經風湿熱也疹脉多浮大斑脉多洪數疹多發于病之首斑多發于病之尾自不同也獨有時氣發斑亦是病起便見大抵斑疹之義無熱不斑無湿不疹要言也

鼠粘子湯　治疹發不快無裡症者

大力子　荆芥　甘草　桔梗　防風　蟬退

外治法

乾葛　蟬退　蘇葉　生姜　葱白　芫荽　酒煎紅布揩頭

面胸背

竹葉石羔湯　治痧疹熱壅于肺逆傳心胞煩悶躁亂

竹葉　石羔　牛蒡子　荊芥　蟬退　薄荷

麦冬　知母　黑玄參　甘草　加西河柳

秦景明新方

加減羌活湯　治太陽症無汗惡寒發熱脉浮緊

羌活　獨活　防風　荊芥　柴胡　葛根

廣皮　甘草　裏有熱加黃芩知母　胸前飽悶加枳桔

厚朴　脇痛加青皮山梔木通蘇梗　嘔吐加半夏　食滞加

山查　麦芽　卜子

加減防風湯　治太陽有汗惡寒發熱脉浮緩

防風　荆芥　羌活　獨活　白芍　甘艸　生姜　大枣

兼陽明加葛根　少陽加柴胡　口渴加石羔知母　裏有積

熱加梔連　胸前飽悶加只壳廣皮

防葛石羔湯　治陽明表裏有邪口渴消水

防風　葛根　石羔　知母　廣皮　甘艸

羌獨木通湯　治熱結膀胱脉数口渴

羌活　獨活　木通　車前

平胃發表湯　治寒熱胸滿無汗症胃主肌肉胃家凝結胃陽不得敷布作汗散邪

羌活　柴胡　葛根　枳殼　厚朴　半夏　橘皮

理肺發表湯　治寒熱喘欬肺主皮毛肺受外邪皮毛閉塞不得作汗症

羌活　柴胡　葛根　枳殼　桔梗　桑皮　腰痛加獨活

荊防甘桔湯　治風熱咽痛

荊芥　防風　甘草　桔梗　薄荷　大力子

甘露飲　治因寒傷熱咽痛

薄荷　知母　麦冬　連翹　桔梗　黄芩　玄参　滑石
石羔　甘草

涼膈散　治上焦寒热咽痛
連翹　桔梗　山梔　黄芩　花粉　知母　薄荷　甘草
玄参

渡解散　治陽明少陽先傷積熱又冒表邪欝於上焦咽喉作痛
柴胡　葛根　荊芥　薄荷　黄芩　元参　石羔　知母
甘草　桔梗　防風

導赤各半湯　治心熱譫語動則狂驚靜則自笑舌胎黑刺時〻

昏沉左寸脉数
川連 犀角 生地 麦冬肉 知母 山梔 黃芩 木通
滑石 甘草 歌清心熱必先利小便
犀角地黃湯 治衂血咳血吐血
犀角 山枝 白芍 荊芥 丹皮 赤芍 生地 黃芩
當歸
紅花桃仁湯 行血而無推蕩活血而無凝滯
紅花 桃仁 赤芍 當歸 山查 香附 山梔 韮白
通苓湯 治風濕相摶小便不利

木通　茯苓　猪苓　車前　竹葉　甘草　麦冬　川連

解毒化班湯　治班痧發出裏有熱者

荆芥　防風　大力子　桔梗　蟬退　川黄連　甘草

消毒犀角飲　治班痧已出身热不减

荆芥　防風　大力子　桔梗　黄芩　犀角　連召

保和散　治胸膈寒热夹食夹痰

半夏　厚朴　只壳　香附　查肉　卜子　麦芽　川連

白蔻　石菖蒲　冲竹瀝蘿蔔汁

和中胃透肌湯　足治皆係表邪但未明表汗班痧故立一舉兩得

之方
厚朴　白虎　廣皮　柴胡　葛根　防風
繆仲淳新方
羌活湯　治太陽病發熱惡寒頭痛項强遍身骨痛脉浮洪而不
數是不傳經若煩躁脉數是欲傳經
羌活　前胡　杏仁　葛根　甘草　姜枣
秋深冬月加紫蘇葱白　口渴鼻乾目疼不得卧即太陽
陽明症加石羔知母麦冬
羌活桂枝湯　治頭疼身痛自汗煩躁

羌活 桂枝 石羔 麦冬 知母 白芍 甘草 竹葉

加味葛根湯 治陽明痛衄血

荊芥炒 葛根 生地 麦冬肉 丹皮 蒲黃炒 側栢 茅根

冲入童便 若陽明病下血譫語此為熱入血室汗止在頭加

黃芩 去側栢茅根

防風石羔湯 治風温項強

防風 石羔 乾葛 白芷

截瘧飲

羌活 柴胡 升麻 半夏 厚朴 梹榔 青皮 只壳

木通　查肉

中寒

寒之中人也，未有不因元氣素虛，腠理不固而得，蓋邪之所湊，其氣必虛，氣不虛則但感，氣若虛則傷，氣虛甚則中，所以有感寒傷寒中寒及感風傷風中風之別。每當冬月嚴寒，或衣被單薄，或早起脫歸，以致寒氣不循經絡，直入藏府，故其見症身冷肢厥，六脉沉微，踡臥懶于言動，即有微熱，頭不疼，口不渴者是也。當急温之，與傷寒直中陰經同治，理中湯、四逆湯加減治之，或灸關元、氣海二穴，與陽邪之傳入三陽（陰）迥乎不同。蓋從陽經傳入者，仍是熱症

氣海穴臍下寸五分
丹田穴臍下二寸
關元穴臍下三寸
是足三陰任脉之會

治惟三承氣隨症輕重斟酌下之此則純是陰寒侵犯故須急用
姜附以回其陽遲則陽氣隨消不可救矣

理中湯

人参　炮姜　甘草　兼泄瀉屬太陰加白术附子茯苓兼吐
白沫屬厥陰加吴茱萸　兼欬寐屬少陰加肉桂

凡三陰下利寒邪直入陰經口不渴脉必沉身涼無熱即或口渴
乃津液下竭引飲自救也與三陽下利截與不同揔以理中四
逆甚則参附治之

喻嘉言中寒門新方

附姜白通湯　卒暴中寒厥逆嘔吐瀉利清白肌膚凜慄無汗盛陰沒陽之症　服湯脈暴出者死微續者生

製附子　炮姜各五錢　葱白五莖取汁　豬胆汁半个　人尿

水煎入葱汁胆汁和匀溫服外用葱餅熨臍上令得陰散陽回身溫不冷用第二方　能散陰而通陽故即葱白而名曰白通

附姜湯　卒暴中寒自汗淋漓身冷手足厥逆外顯假熱躁煩乃陰盛于内逼其湯亡於外即前方不用葱白也

製附子　炮姜　豬胆汁　不用葱熨介人灼以有汗故也

附姜歸桂湯　暴病用附姜湯後第二服隨用此方繼之因姜附專主回陽而寒邪已傷營血故加桂歸以祛營分之寒

製附子　炮姜　當歸　肉桂　各錢

水煎入蜜少許

附姜歸桂參甘湯　陽氣將回陰寒少殺略有端緒第三服即用此方

附子木　炮姜木　當歸士　肉桂五分　人參士　甘草五分　大棗二枚

入蜜少許

辛温平補湯　服前三方其陽已回身温色活手足不冷吐利漸

除郎用此平調藏府營衛俾不致有藥偏之害

附子三分　乾姜六分　當歸錢　肉桂三分　人參錢　甘草五分　黄芪炙錢　白术炒錢

白芍錢　五味六分　大棗二枚　入蜜少許

甘寒補氣湯　服藥後諸症盡除但經絡間微有窒塞辛温藥服

之不能通快者用甘平助氣藥緩緩調之

人參錢　麦冬肉錢　黄芪錢三分　白芍炒錢　甘草七分　生地二錢　丹皮八分

竹葉　梨汁

六方次第喻先生自訂者也

中風　真中風西北方有之東南皆類中風

中風者言為風邪所中其受病重非若傷風之輕也風為百病之長善行而數變其中人也則有臟腑經絡之分而病之輕重於是乎別中腑者其病在表多着四肢故肢節癈脉浮惡風拘急不仁外有六經之形證法當汗之中臟者其病在裏多滯九竅故唇緩二便閉脾不能言心耳聾腎鼻塞肺目瞀肝法當下之中經絡者病在半表半裏外無六經形證內無便溺阻隔但見口眼喎斜半身不遂不可過汗恐虛其衛不可大下恐損其營惟當養血調氣和之而已此皆言真中風也而有氣血之分為氣虛者右手足不

仁血虛者左手足不仁氣血俱虛者左右手皆不仁大凡中風先要分別閉與脫二症明白如牙關緊閉兩手握固即是閉症用藥開之若口開心絶手撒脾絶眼合肝絶遺尿腎絶聲如鼾肺絶即是脫症用藥補之中風不語有心脾腎三經之異脾脉連舌本心脉系舌本心脾受風舌強不語腎脉循喉嚨挾舌本腎虛脉萎則口瘖不語又有風寒客於會厭者有痰迷心竅者有虛火上炎者當壯水之主有虛寒厥逆者當益火之原各審其因而治之

通關散　治中風不省人事用此吹鼻中

牙皂去皮弦　細辛　半夏　藜蘆各壹錢　俱為末入射香

吹鼻中少許有嚏則生無嚏則死

加味導痰湯　治中風痰氣壅塞

半夏　茯苓　廣皮　甘草　胆星　枳實　前胡　竹瀝

姜汁　有表症加羌活　防風　頭疼加川芎白芷　胸膈不寬

加枳桔　有汗加桂枝白芍　左癱屬血虛合四物用姜汁炒

瘀血加桃仁紅花　右瘓屬氣虛合四君　牙関閉加鈎藤

肥人加附子不語加遠志石菖蒲

六君子湯　治中風氣虛右瘓

人參　白朮　茯苓　甘草　廣皮　半夏　加秦艽手足拘

寒加桂枝牛膝獨活

四物湯　治中風血虛左癱

生地　當歸　白芍　川芎　加丹皮　痰加半夏前胡身痛

加秦艽羌活　瘀血加桃仁紅花　不寐加棗仁遠志

牛黄清心丸　治痰涎閉塞不省人事一切因痰致病

竹節白附五錢　天麻五錢　胆星五錢　牛黄一錢　雄黄一錢　天竺黄五錢　琥珀五錢

射香三錢　龍腦香三錢　石菖蒲二錢　硃砂一錢　為細末蜜丸每重一錢姜

湯調服金箔為衣

礞石滚痰丸　治大便不通

青礞石　沉香　大黄　黄芩　右將礞石打碎用朴硝同入罐内火煅石色如金為度研末和藥水丸空心姜湯送下二錢

補中益氣湯　治氣血兩虚不能運動漸漸惡寒而熱

人參　白术　當歸　廣皮　甘草　升麻　黄芪　柴胡

加秦艽　茯苓　桂枝

類中風

中風而曰類者似風而實非風也以其倅然倒仆人事不省症與中風無異故亦以中風名之不知真中風特症之一耳類中風症不一而足如氣虚血虚痰厥氣厥食厥等類情狀相仝症治各别

江南無剛猛之風而多濕熱之氣往往多熱多痰真陰既虧内熱彌甚煎熬津液凝結

為痰壅塞氣道不得宣利熱極生風亦致猝然僵仆是類中風也

蘇子　橘紅　花粉
川貝　麦冬　天麻
甘菊　連翹　竹瀝
姜汁

大都由于七情過極火起於中水不能制陰虛陽實熱氣怫鬱心神昏冒故猝倒無知也然而氣虛者十居六七血虛者十居其半氣離則血亦隨之散耳至若因痰與氣與食而厥逆者總由氣血壅滯不能流通或散脫失調不能相附而致審脉辨症治之便可立甦未可概作風治而用疎風發表續命等湯至遷延歲月罔有成效也

六君子湯　治氣虛　身寒或冷脉伏或浮大無力

四物湯　治血虛　身熱或微寒脉浮數或沉濇

八珍湯　治氣血兩虛

二陳湯　治痰厥身冷脉沉滑或浮弦喉中漉有聲如拽鋸狀壯實者先吐之　滌痰湯　牛黃清心丸　但治痰迷心竅

陰虛有二陰中之火虛地黃飲子陰中之水虛六味地黃為主

地黃飲子　治腎虛風痱瘖厥不語

熟地　巴戟肉　萸肉　肉蓯蓉　川石斛　附子　五味子　茯苓　石菖蒲　遠志　官桂　麦冬肉

姜五片棗二枚薄荷七葉水煎一二沸即服是濁藥輕投

加味逍遙散　治因怒氣血虛而厥者

白朮一錢　茯苓一錢　當歸　白芍一錢　甘草二下　柴胡五分　丹皮一錢　山梔一錢　薄荷五分　羚羊角五分　姜棗

香砂平胃散　治食塡中脘疼痛難伸肢冷厥逆脉洪滑有力

蒼朮　厚朴　廣皮　甘草　香附　蘇梗　只壳　山查

麦芽　砂仁　惡心有痰加半夏　有氣加烏藥

傷風

肺爲嬌藏近于背寒無熱皆易受傷若皮毛開豁風邪乘之必頭疼身痛鼻塞聲重流清涕須疎解之若因傷風欲取汗重衾厚褥過於潑蓋肺受反熱津液内耗必見咳嗽音瘂喉痛痰不易出等症此因寒更傷于熱也疎解中佐以辛凉若肺本熱〻極自生生風復爲風寒〻外觸此熱爲寒鬱也清解中佐以辛散爲當若失治

日久邪留於内未經發散必至咳傷肺臟咯吐臭痰或兼血色胸中隱隱作痛釀成壅毒急須解毒保肺順氣消痰庶不至潰爛難收遂成絶症傷風所係非淺慎勿輕易視之以貽後悔也

參蘇飲　治風邪在表辛以散之脉必浮弦而緊

蘇葉　前胡　只殼　桔梗　葛根　防風　杏仁　桑皮

甘草　生姜　内有痰熱加黄芩　咳痰如膠加金沸草

冬月無汗加麻黄　自汗加桂枝　傷食厚朴神麴麦芽　中酒加白蔻　氣喘加蘇子

肺癰初起葶藶大棗瀉肺湯繼用葦莖沸　杏仁冬瓜子米仁桃仁　芦根

瀉白散　治熱為寒鬱涼以解之脉必浮數而洪

桑白皮　地骨皮　甘草　防風　前胡　只殼　桔梗
薄荷　氣不順加蘇子　喉痛加玄參

二冬膏　治肺熱生風火來尅金清以潤之脉必浮洪滑實
天冬　麦冬　知母　花粉　白芍　枇杷葉　川貝母
生地　地骨皮

阿膠鮮壽丸　治肺癰已成痰中見紅穢氣上沖咯吐不已
銀花　花粉　麦冬　白芍　防風　桑皮　蘇子　桔梗
甘草　紫菀　阿膠　生地　米仁　貝母

頭風

頭風者風邪客于頭腦夾道陽氣邪正相搏而作痛也蓋頭爲諸陽之會風邪觸之熱鬱於內而寒夾於外豈不作痛必其人氣血不足腦髓空虛故風邪乘虛而入也法宜疎風散火審有兼症或痰或熱或氣虛或血虛隨症加減治之又有脊痛頭強腰似折項似拔肩背痛不可忍者此屬風熱鬱於太陽之絡氣滯而不通也亦宜散之

偏頭風不拘左右只半邊痛如彈線相似牽引目系者是也治同頭風亦有兼痰與血虛者巔頂之上惟痰可到發必嘔吐頭眩胸膈痞悶血虛則晝減夜劇以此爲別失治遷延日久風毒內攻多

熟地黃丸

生地 熟地 元參

石斛

選奇湯

羌活　防風　黄芩
甘艸

致損目

雷頭風々毒客於頭面紅腫成疙瘩或頭目忽然腫大憎寒壯熱四肢拘急者是也治宜消風解毒辛涼以發散之

川芎茶調散　治頭風諸症

川芎　羌活　防風　前胡　白芷　細辛　只殼　桔梗
薄荷　黄芩　細芽茶　甘草　頭頂痛加藁本　蔓荊子
雷頭風加連翹　花粉　青荷葉　濕加蒼朮　火加山梔　黄連

石羔散　治邪熱頭痛宜辛寒解散

石羔　薄荷　黄芩　甘菊　土茯苓　茶葉　黑荳

熱極目昏便燥加酒蒸大黄

加味四物湯　治陰虚頭痛宜補血益陰

生地　當歸　白芍　甘菊　天冬　麦冬　枸杞　黄柏

銀花　五味　烏梅

生熟地黄丸　治偏頭痛属血虚肝熱

生地　熟地　當歸　白芍　川芎　甘菊　土茯苓　銀花

黑荳　雨前茶　有實火可加大黄

鶴膝風膝頭腫大脛骨枯細如鶴膝也蓋由三陰虧損風邪客之流注于膝間日漸腫大遂使血脉不通津液不灌腿無所養而細

小也宜滋陰活血壯筋骨俾氣脉通而血液流斯可以復故矣地黄丸主之虎潛丸甚妙

六味丸加枸杞兎絲米仁當歸牛膝白芍白术防已虎骨鹿茸

痛風

痛風要分新久新痛屬寒宜辛温藥久痛屬熱宜清凉藥河間所謂暴病非熱久病非寒是也大法宜順氣清痰搜風散溼養血去瘀為要

痛風即白虎歷節風也歷節者歷于骨節而作疼也曰白虎者痛極如虎之嚙人也因血虛風邪乘虛而入容於骨節之間故有是症蓋骨節乃氣血不充之地風又善行而數變故遍身循走不定所謂邪害空竅是也法宜養血為主佐以散風治之桂枝為此症要藥能橫行經絡無處不到也若痛在一處而不走動者必是溼

痰或死血另有對症方藥不可專以風治也近世以為箭風殊屬不經相沿成疾悉用火焠內痛未除外痛復劇深可憐憫間有艾熨而減者溫以散之也若以發之速猶矢之中人手不及防即謂之箭風也亦宜　濕熱流于肢節之間腫屬濕痛屬熱汗多屬風麻屬氣虛木屬濕痰死血

用藥

主以四物湯加秦艽桂枝羌活防風　上痛加羌活靈仙　下痛加萆薢防己獨活牛膝　濕痰加蒼朮半夏　死血加桃仁紅花　濕熱加蒼朮黃柏　氣虛加參芪　血虛加龜板

活絡丹　上下通用

南星炮　川烏炮　草烏炮　地龍　乳香　沒藥　為末酒糊丸如桐子大每服二十丸酒下

臂痛不拘左右亦是上焦濕痰橫行經絡所致治宜清痰燥濕二陳湯主之　濕加蒼朮　風加靈仙秦艽桂枝防風　血虛加芎歸　氣虛加芪朮　氣鬱加香附烏藥　努力太過筋脈受傷加丹皮紅花加皮

肩背痛不可回顧是太陽經氣鬱而不行也亦未有不兼痰者治宜開鬱化痰

主方　羌活　香附　半夏　只殼　防風　烏藥　川芎

甘草　血虛加歸芎　濕加蒼朮

癘風

癘風即大麻風也受天地寒濕之氣壅塞于筋脉之間氣血不得流通鬱而成熱濕熱交併結聚成毒橫行無制或上或下便令紅腫發泡如瘡如癩滋蔓難圖原其所以不外明陽一經陽明多氣多血故也治惟活血行氣佐以清濕疎風更加善自調攝或可得生慎勿專于治風而用岐蛇等藥性最悪烈致眉毛墮落打甲全脫甚則皮肉潰爛臭穢難聞便難調治矣若至手足拳卧床不起縱飲食如常不過苟延歲月而已欲其生也不亦難乎

風病神方

苦參酒洗 草胡麻淘淨搗末 白蒺藜去刺各六兩 防風 荊芥 真甘菊各三兩 為末，米糊丸如桐子大，每服三歲，空心酒下。如在頭面，加天虫三兩 蟬退酒洗 藁本酒洗各一兩 川芎 薄荷 牛蒡各二兩。如在手部，加羌活酒洗 風藤酒洗各二兩 升麻五錢。如在足部，加牛膝酒洗 米仁 木瓜 防巳 石斛各一兩。如在遍身，加白鮮皮 海桐皮各一兩 五加皮三兩 山慈菰二兩 秦艽一兩。如鼻口眼喎斜，加蜜蒙花 青葙子 決明子各一兩五錢 白附子姜汁炒七錢。如癜腫血熱者，加黃芩二兩 黃連酒浸一兩 黃柏一兩 玄參 連喬 山梔一兩 犀角

羚羊角鎊各一兩 牡丹皮一兩 如頑痺冷麻加附子 桂枝
石菖蒲 如肥人有濕痰加蒼朮 白朮 半夏 天麻酒煨各三兩
莃薟草九蒸九晒四兩 萆薢一兩 如血虛者及女人加當歸 生地
各四兩 白芍酒炒 川芎 如病深重壯實者用四桂散半月一服
〻二三次即止 大黃 白牽牛頭末 檳榔 皂角刺淨末各一兩
右為末每服三錢糖酒送下小兒每歲一分下二三次用米湯
補之

中暑

暑氣熱也傷人有動靜之分靜而得之者曰傷暑大都富貴之人時當

納涼太過飲冷太過陽氣為陰邪所遏反中入內遂病頭痛發熱惡寒煩躁口渴吐瀉霍亂宜用香薷飲以發越陽氣散水和脾則愈若飲食不節勞役作喪之人傷暑大熱大渴汗泄如雨煩燥喘促或瀉或吐者乃內傷之症用清暑益氣湯

夏月坐臥深堂廣廈之中或茂林脩竹之下天氣本熱為陰寒所遏暑不得越加之浮瓜沉李冷水冰漿恣意飲啖寒積于中陰陽氣逆清濁相干故有霍亂吐瀉腹痛肢冷等症此因暑而受傷也宜溫中為主清暑次之其動而得之者曰中暍強半行路辛苦之人負重作勞勤畊力役或飢飽失時脾氣傷先腠理開豁暑邪得而乘之故有昏暈猝倒二便交遺自汗面垢煩渴等症因天暑為熱所中也宜補氣為先佐以清暑慎勿過用寒涼令暑邪不得外越變生熱症遷延難愈清暑益氣湯十味香茹飲加減治之若見角弓反張手足搐搦口流涎沫此為暑風熱極自生風也不可

作風治宜生脉散加羚羊角當歸白芍治之一味風藥不得浪投

正氣一散便難援手矣

香茹飲　清暑氣和脾胃

香茹　炒扁荳　炒厚朴　甘草　沉冷服加黃連名黃連香

茹飲加陳皮人參白朮黃芪木瓜甘草名十味香茹飲

嘔惡加半夏藿香　熱加黃芩　口渴加花粉麥冬　燥甚加

石羔知母　腹痛加枳殼木香　飽脹兼瀉加乾葛蒼朮　虛

瀉加白朮白芍　食瀉加神曲煨木香　小便赤加木通澤瀉

心脾中暑鮮藿香湯　膀胱中暑西瓜汁

人參白虎之湯

麵以瀉火益

元

伏暑心脾發熱舌

白苔乾脉洪大黃

連川貝白蔻菖蒲

赤苓鮮荷葉

桂苓甘露飲

五苓加滑石寒

水石石羔

清暑益氣湯　治脾胃不足傷暑伏暑之症

黄芪　蒼术　升麻　人参　白术　陳皮　神麯　澤瀉

甘草　黄栢　葛根　青皮　當歸　麦冬　五味

生脉散　治元氣不足注夏之症

人参　麦冬　五味

人参白虎湯　治中暍大熱大渴大汗煩燥喘促

中暑昏暈急以童便灌入即省　又方絲瓜葉一片白鹽梅肉一

箇并取核中仁共研如泥新汲水調灌治霍亂神効

濕症

夾

濕有自外而入者如天多淫雨嵐氣鬱蒸或坐卧濕地或穿露湿衣有身重足腫腰膝重著等症初有微汗以散之雖曰發濕家汗者痙蓋謂其過汗也如夾有風寒非得微汗曷從消散又未可一概論也久則宜分利以滲之升陽除湿湯其自内而生者乃過飲醇酒恣食湿麵或生冷油膩之類湿氣停留不得解散最易傷脾故有泄瀉四肢浮腫摟之成穴等症治須健脾利小便少加風藥以鼓煽之所謂風能燥湿也四苓散 若夾風則走注關節夾寒則攣拳掣痛夾熱則流注紅腫夾痰則隨處結塊隨症兼治可也若湿久熱鬱偏體發黄茵陳梔子湯清之

升陽除濕湯　治脾濕濡泄等症
蒼术　防風　升麻　柴胡　猪苓　澤瀉　廣皮　甘草
神麯　麦芽　有痰加半夏　熱加黄芩　寒加桂枝
甘草附子湯　治陽虛挾濕汗出肢冷舌白
炙甘草　白术　附子　桂枝
二陳湯加生姜　治脾弱不能制濕内生積飲者
平胃散　治濕滛於内有積飲痞滿膈中滿者
蒼术　廣皮　厚朴　甘草　加半夏藿香名正氣散
四苓散　治小水不利四肢浮腫

白术　茯苓　猪苓　澤瀉　二方合用名胃苓湯治湿氣停留不能健運泄瀉無特　在上加紫蘇防風微汗之在中加蒼术半夏厚朴燥之在下加防巳木通利之挾風加羌活獨活防巳挾寒加乾姜肉桂椒目附子挾熱加黄連黄芩山梔黄柏病氣实元氣虚者蒼白朮同用之病氣元氣俱寔者五子五皮飲俱虚者六君子湯金匱腎氣丸

茵陳梔子湯

茵陳　山梔　滑石　車前子　木通　便秘加大黄

茵陳滲湿湯　治暑濕相搏

茵陳 半夏 杏仁 白蔻 厚朴 廣皮 苓皮 六一散

石菖蒲

清湿開痺湯 治湿邪内陷神昏發厥

川貝母 兠鈴 米仁 白蔻仁 連喬 射干 通艸

燥症

燥多責之陽明東垣云飢飽勞役損傷胃氣反恣食辛辣醇酒厚味火伏于中耗散真津陰液枯竭故大便秘結消渴生焉然金為水母金被火刑失其清肅之令不能下顧其子則水涸無以制火火寡于畏上爍肺金肺主皮毛故有皴揭乾勁燥澁之病生焉治

宜滋陰壯水化源不絕子來為母復仇肺得清寧子母相生何燥之有又有血虛不能養筋爪枯手足屈伸不利此筋燥也峻補肝血而已

清燥救肺湯　治肺燥

冬桑葉　石羔白糖拌炒　甘草　人參　麻仁　阿膠　麥冬

杏仁　枇杷葉　熱甚加生地　痰多加川貝　羚羊角

主以四物湯如皮膚皴揭加秦艽防風咽鼻焦乾加知母黃芩煩渴加麥冬花粉便難加麻仁肉蓯蓉痰燥加貝母瓜蔞血燥加天冬熟地　人乳牛乳白蜜柏子仁人參松子仁天冬五味蔗汁蘆

根汁俱潤燥之品

六味地黄湯

更衣丸　治大便不通

硃砂研如飛麵五錢　真蘆薈研細七錢　滴好酒少許為丸每服

一錢二分好酒服朝服暮通暮服朝通須天晴時修合

火症

五行之火出自天成五志之火由於性生如憂愁則火起于心暴

怒則火起于肝思慮則火起於脾淫慾則火起于腎四大一動而

肺摠受之則肺亦從而燔灼矣治之者必審其起于何臟是則瀉

之虛則補之陰虛則滋水以制之蓋肺為水之母腎為金之子非壯水以滋化源燎原之勢其可撲滅乎故火非一端治不一例總以滋腎為主加本藏藥治之不可過用寒涼直折激搏其性反致燔灼莫能禦也尤宜清心養性以靜勝之經云亢則害承乃制火位之下水氣承之凡火之盛極者反生寒戰不可不知

瀉心湯　治心火

黄連　犀角　連喬　生地　赤茯苓　木通　滑石

甘艸　竹葉心

加味小柴胡湯　治肝火

柴胡　黃芩　胆草　黃連　丹皮　山梔　花粉　甘草

加味歸脾湯　治脾火

瀉白散　治肺火

桑白皮　地骨皮　甘草　黃芩　山梔　花粉　麦冬

六味地黃湯加黃柏龟甲　治腎火

涼膈散　治火鬱上焦

大黃　朴硝　甘草　連翹　山梔　黃芩　薄荷

三黃湯　治火鬱中焦

黃連　黃芩　黃栢　山梔　玄參　知母　石羔　甘艸

清胃散　治胃火

生地　當歸　丹皮　黄連　升麻　連翹　甘艸　山梔

血症　試血法吐水内浮者肺血也沉者肝血也半浮沉者心血也

血者水穀之精氣所化也心主之脾統之肝藏之宣布于肺以灌輸五藏六府故視聽言動皆資用焉血盛則形偉血弱則形衰生化旺則諸經藉之以長養衰耗盡則百脉由此而空虛若真陰内損以致陽火熾灼迫血妄行在上則有咯吐咳血之患在下則有溺血腸紅之虞血不歸經精神日耗其能長年者鮮矣其咯血者痰中有血塊也心虛氣耗不能主血故必咯而始出宜補心清火吐

凡唾中帶血咯出有血或血絲屬腎鼻衄出血咳嗽有血屬肺嘔吐成盆成碗者屬胃陽明多氣多血故也兩脇逆上屬肝溺血屬小腸下血屬大腸牙宣出血屬胃腎虛火舌血謂之舌衄汗孔出血謂之肌衄心与肝也

血即嘔血傾盆而出純是鮮血大都膏粱積熱所致胃火上炎血隨火動故冲逆而莫禦也宜清胃凉血咳血出于肺火乘金位也先咳嗽而後見紅者肺絡受傷也清火為急先見紅而後咳嗽者陰虛火動也滋水為先衄血鼻中流血也因肺經受熱血不循故道隨氣上壅故從鼻出也清肺為主溺血小便尿血也責之嗜慾不節或勞役太過火動于中下逼膀胱血隨火溢故從小便中出也若去時莖中作痛梗梗成條成塊即係血淋當從諸淋條治腸紅大便去血也係大腸積熱陰絡內傷而然或飲食勞倦脾氣下陷不能攝血故下溢也宜補脾斂血若所去如猪肝色或醬色者

小薊飲 治下焦結熱血淋

藕節 蒲黃 木通

滑石 生地 甘草 當歸

山梔 竹葉 小薊

即是內傷瘀血先與消瘀然後調補揔之一身之血務宜靜攝以
充養之血得歸經便不妄行凡諸耗血之事切須檢點而止血之
方最忌苦寒雖得僥倖一時致血得寒而凝停蓄於中以貽禍終
身不可不慎也

加減歸脾湯　治咯血

人參　茯神　歸身　棗仁　遠志　生地　麥冬　丹皮
白芍　甘草　兼進六味丸加麥冬阿膠血餘

犀角地黃湯　治吐血衄血

犀角　生地　丹皮　赤芍　阿膠　鬱金　甘草　茅根

品曰吐曰衄曰咯〻血出于經吐血出于胃吐行濁道衄行清道喉于咽二管不同也經者循經之血走而不守隨氣而行火氣急迫故隨經直犯清道上腦而出于鼻為衄其不出于鼻則為咳血咯血從肺竅而出于咽也胃者守營之血守而不走胃虛不能攝血或為火逼故嘔吐從喉而出也吐血之熱在府衄血之熱在經犀角地黃湯衄血之的方蓋犀水獸也可以

付督脉至巔頂入鼻中惟犀角能下入腎水引地黃滋陰之品由腎脉而上故為对症若陰虛火動吐血而咳嗆者可借用成功

蘇子降氣湯　治咳血

蘇子　麥冬　枇杷葉　橘紅　川貝　桔梗　甘艸　米仁

鬱金　紫菀　前胡　薄荷

加味桑白散　治衄血

桑皮　地骨　甘艸　生地　麦冬　黄芩　白芍　花粉

山梔　外用青苔洗淨壓乾塞之乾則再易

導赤散　治溺血

生地　木通　甘艸　赤芍　或地黄丸加琥珀黄柏

五淋散　加木通車前滑石燈心瞿麥萹蓄

赤苓　赤芍　山梔　甘草　當歸　黄芩

補中益氣湯　治腸紅　加槐花地榆黑荆芥白芍阿膠久不止

加姜炭

平胃地榆湯　治陰結便血

人參八分白术八分茯苓七分甘草七分廣皮七分蒼术七分厚朴七分炮姜六分

益智仁六分附子六分升麻六分葛根七分地榆八分神麯六分白芍八分當歸八分

大棗頭三枚

活血湯　治瘀血

赤芍　丹皮　當歸　紅花　川芎　延胡索　香附

赤麯　甚加大黄桃仁藕汁韭汁　浮火上升加童便

大沖和丸　治蓄血内傷

當歸赤芍　紅花　秦艽　柴胡　青皮　香附　烏藥

降香　木香　杜仲　赤麯　血竭　乳香　没藥　丹皮

延胡索　川芎　桃仁　蓬朮　為末蜜丸每重一錢酒調下

凡係血症血餘灰最能止血同氣相求補而不滞必不可少

溺血

胞移熱于膀胱則溺血是溺血未有不本於熱者但有各藏虚實

之不同耳或肺氣有傷妄行之血隨氣化而下降胞中或脾經濕

熱内陷之邪乘所勝而下傳水府或肝傷血枯或腎虛火動或思慮勞心或勞力傷脾或小腸結熱或心胞伏暑俱使熱乘下焦血隨火溢全無疼痛血從精竅而出非若血淋莖痛血從溺竅而出也治法暴熱實火宜甘寒清火房勞虛損宜滋陰補腎

道赤散　治實熱

生地　木通　甘艸　山梔　黃芩　赤茯苓　竹葉　滑石

小薊飲　治瘀血不通

小薊　山梔　當歸　生地　滑石　甘艸　蒲黃　通艸

冬葵子

六味地黄丸加琥珀鹿茸　治腎虚
歸脾湯　治勞倦傷脾
膠艾四物湯　治久不止
地髓湯　治尿血成塊
杜牛膝一兩絞汁　射香一分隔湯燉温服

氣症

夫氣統于肺出於膻中所以衛皮毛充腠理疏通經絡道引血脉者也若周行而不滯環運而不停何病之有及七情交攻五志妄發乖戾失常清者化而為濁行者阻而不通表失護衛而不和裏

失營運而弗順氣本屬陽及勝則為火矣河澗所謂五志過極皆為火丹溪所謂氣有餘便是火也經云怒則氣上喜則氣緩悲則氣消恐則氣下寒則氣收熱則氣泄驚則氣亂勞則氣耗思則氣結九氣不同百病多生於氣也人當無病之時宜保之養之和之順之病作之時當審其何經何症寒熱虛實而補瀉之乃世俗槩以沉檀丁蔻之品通治諸氣寧有當乎若痞悶壅塞腫脹喘滿之症暫假以開導則可如常服久服真氣消散津液乾枯火從中熾必至上格下關其獘有不可勝言者矣

七氣湯　治氣實脈實脹滿痰涎結於咽喉咯不出嚥不下狀如

梅核或攻冲作痛

半夏姜汁炒　厚朴　茯苓　紫蘇　廣皮　瓜蔞皮　通艸

六君子湯　治氣虛脉無力懶言不思食

香蘇散　理中湯　治氣寒

梔子炒黑為末以姜汁入湯同煎飲之　治氣熱

四磨湯　治七情氣逆上氣喘急妨悶不食

檳榔　沉香　烏藥　人参　等分濃煎磨煎三四沸温服一

方人参易枳殼加木香名五磨飲

蘇子降氣湯　治虛陽上攻氣不升降痰涎壅盛

蘇子　厚朴　陳皮　半夏　前胡　沉香　甘艸　加桑皮

茯苓治哮喘

人參養營湯　治短氣不足以息

人參　白朮　茯苓　廣皮　甘艸　黃芪　當歸　白芍

熟地　遠志　五味　肉桂

發熱

發熱有外感內傷之分陰陽虛實之辨如頭疼身痛面紅脉洪數者病在外也汗之而愈若為飲食所傷胸滿噯氣而熱者病在內也消導則痊其有勞傷元氣四肢倦怠無表裏症而熱者補氣則

熱自退有去血過多陽無所附而熱者養血則熱自解若作於陰分天則明止盜汗多兼痰嗽者陰水不足也當滋陰壯水如或憂思過度心脾鬱結志不得申而熱者當開鬱養心至於虛煩燥熱治在傷寒條內未可以尋常發熱同日而語也

香蘇散　治外感風寒

頭疼加川芎　身痛加羌防

平胃散　治內傷飲食

胸痞加枳桔　噯氣加查芽　作酸加香附黑山梔　嘔加半夏砂仁

補中益氣湯　治勞傷元氣　或黄芪建中湯
加味逍遥散　治去血過多發熱　口渴加麦冬五味
四物湯　治血虚頭痛身熱
六味地黄湯　治陰虚發熱
加味歸脾湯　治心脾鬱結

鬱症

人惟氣血冲和百病不生一有拂鬱病斯作矣故因鬱而致病者十有八九氣血不能條暢也然人生從未有無鬱者不惟境遇坎柯有欲未遂而多鬱即位居顯秩家等素封幾人心滿意足其鬱

也更有甚焉者矣凡此乃情志之鬱結也若夫氣血痰食濕熱之類停滯而不疏達有不病者寡矣蓋氣鬱而濕滯濕滯而成熱熱壅而生痰痰聚而血不行血滯而食不消化六者相因而為病者也其胸滿脇下脹者屬氣面黄四肢無力者屬血身重關節痛遇陰寒增則者屬濕惡心痞悶動則喘急者屬痰内熱小便赤澁者屬熱噯酸胸痞惡聞食氣者屬食必須善自排遣俾胸懷開豁再審所因分而治之自解否則未可責効于旦夕也

越鞠丸　諸鬱通治

香附醋炒　蒼朮泔浸炒　撫芎　神麯炒　山梔炒黑　等分麯糊

為丸　濕加茯苓白芷　火加黃連　痰加半夏瓜蔞　血加桃仁紅花　氣加木香檳榔　食加山查麦芽　扶寒加吳茱萸　春加防風夏加苦參冬加茱萸　合左金名丸越各半丸

血虛加味逍遙散　氣虛加味歸脾湯

痰症　稀者為飲濁者為痰

痰乃津液凝聚而成隨氣升降無處不到故痰多怪症或滯于胸膈或留于腸胃或客于經絡肢節為喘為咳為眩暈為嘈雜甚則顛狂為腫痛為癖積或胸中轆轆有聲或四肢麻痺不仁或背心一點常如氷冷名狀多端皆痰致之也然其源不一有因熱而生

痰之生由于脾氣不足不能致精于肺治痰宜先補脾脾復健運之常而痰自化矣

者有因六氣感傷而得者有因七情拂鬱而得者有因精液凝滯而成者有食積停留而成痞癖者有脾虛不能運化精微而生者有腎虛不能制火或水寒泛濫逆行者諸症熱則清之寒則溫之風則散之濕則燥之驚則平之鬱則開解之食則消導之飲則辛散之頑痰老痰軟以降之在上者宜吐之在下者宜下之中氣虛者必固中氣以運痰腎氣虛者必壯腎水以制火各求其因而治之若吐下過多損傷脾胃則痰易生而轉多莫若順氣為先分道次之（痰及脾納咽逆和胃是生痰之源）又痰生于脾胃脾胃調和飲食運化痰自不生此治其本也腎虛不能制水々々之為痰是無火之痰々清而稀陰虛火動火結

為痰是有火之痰痰稠而濁

再按痰未有不兼火者痰隨火動火挾痰升火者助痰之賊也故氣有餘便是火液有餘便是痰火借氣于五藏而勢加盛痰借液于五味而形乃成氣滑發火火能役痰故治痰必降火治火必順氣氣順則火降火降則痰不生未可專事攻道致傷真氣旋道旋生曷其有極　蒼朮能治水飲之澼囊蓋燥脾以去濕崇土以填科臼用蒼朮一斤大棗五十枚去皮搗芝麻兩半水二錢研濾汁和丸名神朮丸寔脾土燥脾濕治痰之本也

清膈化痰丸　治熱痰

二陳加梔芩黄連

姜附二陳湯　治寒痰

導痰湯加羌防　治風寒

蒼白二陳湯　治濕痰　脉濡身重面目浮

橘半香砂枳术丸　治食積痰

越鞠丸　治鬱痰　脉沉氣喘吐咯不出

六君子湯　治脾虛不能摂痰　加神麯穀芽查肉白荳蔻

六味地黄湯加胡蘆五味子　治腎虛水泛爲痰

金匱腎氣丸　治命門火衰陰水上衝爲痰

玉竹飲子　治痰火

玉竹　茯苓　甘草　桔梗　廣皮　紫菀　川貝　生姜

蜜　虛火加肉桂

化痰丸

天冬　黃芩　海石　瓜蔞仁　橘紅双　吉梗　連喬　香附条

青黛禾　風化硝禾　姜汁蜜丸

瘧疾　瘧有經瘧　藏瘧　寒瘧　風瘧　溫瘧　暑瘧　濕瘧　痰瘧　食瘧

癉瘧　鬼瘧之別

夏傷於暑秋必痎瘧蓋熱氣先已內鬱令人腠理開豁交秋涼氣外束不能得出邪氣所舍之地與衛氣相遇寒熱所由來也蓋人

瘧疾必有寒有熱
蓋外邪伏于半表半裏

主之界入与戰陽勝則熱出与陽争陰勝則寒邪純熱無寒為癉瘧温瘧純寒無熱為牝瘧要皆是少陽而造其極偏補偏救與亦必返還少陽之界使陰陽協和而後愈也謂少陽而兼他經則有之謂他經而不涉少陽則不成其為瘧矣脈弦屢遷即久瘧正虛而弦之一字實貫徹之也

身之衛氣一日一周邪氣與衛氣相搏故一日一發衛氣衰運行失常兩日方與邪遇故間日一發衛氣衰極三日方與邪遇故越三日而始發也總之相遇則遂作少焉相離則遂休雖有早晚及夜之殊要不過邪氣之淺深與衛氣之盛衰所攸分耳其寒多而熱少者陽氣虛也獨熱而不寒者陽氣獨勝也寒熱相半者陰陽交併也治之如何須乘其陰未併陽、未併陰從而調之真氣得安邪氣乃止毋迎其勢而奪之又當審其所因或暑氣或風寒或傷飲食或有痰氣或有汗無汗或感瘴癘或中氣不足暑邪乘虛客之而作當隨症而治、有食者兼消食有風兼散風有痰兼消痰感瘴癘者兼消瘴癘汗多者固表無汗者解表泄利者升發兼利小便：燥者兼益陰潤燥病有陰陽藥分氣血證有緩急治因先後心存虛實法兼攻補久而不解必屬于虛氣虛補氣血虛補血健脾養胃何瘧之不愈哉其有瘧久胸脇下按之有塊堅硬者俗名瘧母多由痰涎食積與瘧邪固結而成惟緩治之爲妙毋峻攻以傷元氣致遷延難愈也

瘧夜發者乃邪氣深遠而入血分爲陰經有邪宜加桃仁于柴桂中發散血中之陰寒

瘧脉代散者死　舌胎黑者死　發厥發痙者死

四獸飲治虛瘧久不愈即六君子湯加草菓烏梅生姜大棗

主方　小柴胡湯　寒多加桂枝熱多加知母石羔　頭疼身痛加羌活防風　食加山查　痰加半夏竹茹　胸痞加枳桔　氣

虛加白朮茯苓　血虛加當歸白芍　熱加鱉甲知母
桂枝白虎湯　治但熱不寒及有汗者
柴胡姜桂湯　治寒多熱少或但寒不熱
柴胡　桂枝　乾姜　黄芩　花粉　牡蠣　甘草　姜棗
加味補中益氣湯　治瘧久正虛三日一發者
人參　黄芪　白朮　茯苓　當歸　柴胡　升麻　廣皮
甘草　製首烏　鱉甲　白芍　姜棗
追瘧飲　何首烏　當歸　青皮　甘草　廣皮　半夏　柴胡
鱉甲丸　治瘧久不止成瘧癖

鱉甲　首烏　黃芪　白朮　茯苓　檳榔　蓬朮　青皮
柴胡　人參　當歸　甘草　為末蜜丸砂仁湯送下二錢

何人飲　截瘧如神

人參　製首烏　當歸　廣皮　煨姜

三日瘧熱多渴甚方

鱉甲　牛膝　首烏　麦冬　知母　橘紅　石羔　竹葉

三日瘧寒多熱少方

人參　白朮　橘紅　桂枝　姜皮　白蔻白蔻能消能磨流行三焦營衛一轉寒熱自平遇嘔吐發瘧之人參二陳加白蔻服之立愈

三日瘧寒熱俱盛甚方

鱉甲　牛膝　首烏　橘紅　麦冬　知母　桂枝　姜皮
烏梅　乾葛

休瘧飲　止瘧最妙之劑
人參三錢　白术三錢　當歸三錢　製首烏三錢　炙甘草八分
多寒加肉桂炮姜　陰虛加麦冬生地

愈後健脾胃方
人參　白术　藿香　廣皮　白蔻　茯苓　山查　麦芽
白芍　烏梅

痢疾　噤口痢雖屬脾虛亦熱閉胸膈所致惟參苓白术散加菖蒲米飲下胸次一開自然思食

痢名滯下以其積滯欲下而不能通利也盖人日受飲食之積留滯于内湿蒸熱鬱伏而不發偶因調揖失宜復感暑熱之毒至秋凉氣外束火氣内攻滯下之病乃作故湿熱之氣干於血分則赤干于氣分則白赤白交錯者氣血俱病也荳汁色者湿勝也純紅者熱毒深也魚腦色者腸胃虚冷滑脱也裏急者火性急速也後重者血虚氣滯也初起元氣未虚即當消息下之以蕩滌腸中之積垢通行数遍乃可治初起有頭疼身熱寒熱等症屬外感風寒先須發散又不可遽下使陽邪下陷於陰中便利膿血與痢相似當從傷寒協熱下利條治之此後但宜調中為主隨症加減和血

下痢必先汗解其外後調其内首用辛凉以解外次用苦寒以清裏後重宜下腹痛宜和身重宜除湿脉弦宜祛風

則用當歸白芍調氣則用枳殼木香用黃連以解熱用茯苓以滲濕檳榔厚朴以除後重青皮山查以破滯氣如此裁酌自可平復不宜驟與止澁以貽後患若痢久不止氣虛欲脫又當用人參黃芪以升提下陷之氣不可泥于痢無補法必待積盡始投致令臟頭翻轉俗名脫肛易出而難收上因循之患可勝道哉

又有腸癰一症與痢相似裏急後重紅白交錯醫多不識通作痢治遷延日月未得全愈者須問其有糞無糞結與不結為辨耳若糞仍好或一次或兩足不拘左右覺得屈伸筋脉不利者即癰症也脉必洪大而數或小腹臍間有塊按之而痛或無塊可按去時

但覺腰痠而痛毒近背後一邉故也初起便宜解毒爲主以消散之勿作痢治失治日久致成内潰急與托裏消毒俾易斂易平計日可愈此獨得之秘也每當痢疾大行時百人中必有一二患此者但能識者絶少特拈出之

若孕婦下痢不拘幾月不問紅白只以安胎爲先佐以調氣和血其攻下之藥禁用初起有表症亦須疎解有食兼消導但得氣血調和其痢自止若胎前失治産後不止者死

凡痢身不熱能食者輕身熱不食脉洪數有力者重絶不食惡心乾嘔者死下血水者死舌上有黄黑胎者死呃忒者死小兒瘧後

婦人產後患痢皆死

黄芩湯　治痢初起

黄芩一錢　白芍一錢　山查炒三錢　檳榔一錢　厚朴一錢　只壳一錢　當歸一錢　廣皮一錢

木香六分　甘草五分　紅加黄連　白加炮姜香附蘇梗　寒熱加柴胡黄芩　小水不利加滑石木通　小腹痛加青皮　鮮血槐花地榆阿膠　瘀血加桃仁

敗毒散　治疫痢　凡遇陽邪陷入陰分瘧變為痢者當用此方

黄連阿膠湯　治下痢純血

黄連　阿膠　當歸　生地　白芍　銀花　烏梅

補中益氣湯　治久痢元氣消乏補以升提之

八珍湯加赤芍石脂禹餘糧　治久利

葛根湯　治瘧痢兼作

葛根　白芍　白蔻　只殼　黄芩　木香　半夏　川芎

廣皮

真人養臟方湯　治虚寒痢疾久而不愈

人參一錢白术一錢當歸二錢　白芍二錢木香八分　甘草五分　肉桂五分　肉果一錢

粟殼一錢　柯子三錢

新製澤瀉湯

滲濕 丹皮 查肉 滑石 當歸 白芍 黃芩 青皮

厚朴 木香 甘草 血積加川連

丹溪酒積痢方

蒼术 黃連 當歸 枳殼 槐花 地榆炒 葛根 甘草

小建中湯 治痢不分赤白但腹中大痛者神效其脈絃急按之無力

桂枝木 白芍 甘草 南棗 煨姜 飴糖

附子理中湯 治久痢變爲虛寒脈微細飲食不消

鬱金散 治熱毒利下血不止

鬱金　槐花　甘草

香連丸　治下痢赤白裏急後重

黄連吴茱萸湯拌炒　木香　噤口加蓮肉

痢下過多舌音短縮急用獨參湯啜之脾之絡係舌傍下多氣陷故音短

神仙解毒飲　治腸癰初起可消

銀花　連翹　柴胡　青皮　當歸　赤芍　甘草　白芷

川芎　花粉　赤麯　只殼　灯心　腸痛加白芍　腰痛加獨活　已成加角刺

化毒托裏丸　治潰後易于収斂
黄蠟　白礬　黄芪　當歸　白芍　甘草　乳香　没藥
銀花　磨末蜜丸
蒼术地榆湯　治脾經受濕下利血積　蒼术　地榆
香蘇散　治孕婦患痢初起頭疼身熱有表邪者先無踈解之再
治其痢
紫蘇　香附　只壳　羌活　防風　柴胡　黄芩　甘草
廣皮　當歸　生姜　砂仁
凡胎前滯下宜用黄芩黄連白芍炙草橘紅赤麯只壳蓮肉畧用

升麻　凡產後滯下積滯雖多腹痛雖極不可用大黄但用人参
白术當歸紅麯升麻益母草炙草滑石恶露未淨宜用乳香没藥
砂仁末

利

内科心典

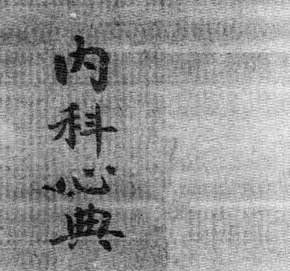

内科心典下卷

脾胃

人之後天以脾胃爲主胃主納脾主運飲食入口即歸于胃脾能運之化精微以滋榮筋脉灌輸臟腑氣血日生動作有常夫何病爲惟是飲食無節填滿中州或食後即卧失于運動則脾氣不勝其食氣反爲飲食所困矣又或憂愁思慮氣鬱而不舒勞役辛勤事繁而少逸加以色慾過度或病後失調皆能令脾氣虧損始而

脾弱胃強但能食而不能化以致肌肉消瘦面黄体倦精神短少久則胃氣亦虚飲食少進手足肚腹腫滿病根深固便難調治矣盖脾胃之病非一朝一夕而成積之既久傷之日深必得徐徐補養始安更須自知調揖節飲食遠房幃戒惱怒慎勞役再用大劑参芪以補之則脾氣自能漸復否則藥補無幾所傷已多脾何日而醒哉脾至虚極水湿乘之勢必腫滿補脾中稍用分消以滲湿則可若見腫滿為患一味分利為事元氣耗盡水湿隨消隨至脹滿隨寛隨復以致不起者可勝道哉

枳术丸

白朮八兩　枳實四兩　荷葉湯法丸　有痰加半夏廣皮
理氣香附砂仁　胃強脾弱食後反飽加黃連山梔人參白朮
六君子湯　氣虛加黃芪　血虛加歸芎　食加查肉麦芽神曲
脹膨加厚朴　嘔吐加吳茱萸　寒加炮姜甚加附子　泄瀉
加蒼朮澤瀉　小水不利加豬苓車前　腫滿加米仁
補中益氣湯　胃苓湯　金匱腎氣丸
資生丸　健脾消食可以常服
人參三兩　白朮三兩　茯苓兩半　橘紅　山查　神麯二兩　黃連　白蔻三錢
澤瀉　桔梗　藿香　甘草五錢　扁豆　蓮肉　米仁三兩　山藥

麦芽 芡寔兩半 蜜丸龍眼大白湯化下二錢

九味資生丸

人參 白朮三兩 茯苓兩半 炙艸五錢 橘紅 山查 神曲二兩

川連錢 白蔻仁錢 蜜丸

嘔吐 惡心 呑酸

有聲無物曰嘔有物有聲曰吐皆責于胃氣不安然有胃寒胃熱胃虛食鬱痰隔氣滯之不同胃寒者喜熱惡寒肢冷脉小胃熱者喜冷惡熱躁渴脉洪氣滯者脹滿不通痰飲者遇冷即發食積者嘈酸噯氣按症切脉自能分別 呑酸一症乃肝火上鬱胃中使

然經云諸逆衝上皆屬於火諸嘔吐酸皆屬於熱又爲飲食入胃爲痰熱鬱積而不化釀成酸味而出者審因而治可也

藿香二陳湯　嘔吐主方

熱加吴茱萸炒黄連山梔蘆根　寒加炮姜附子吴茱萸　虚加人參白术　食加山查麥芽　氣加白蔻木香

旋覆代赭湯　治嘔吐不止

旋覆花　代赭石　半夏　茯苓　廣皮

二陳湯加　黄連　蒼术　砂仁　神麯　香附　治吞酸

温胆湯　治胃熱嘔吐

附子理中湯　治胃寒

六君子湯　治胃虛

安胃湯　川楝　烏梅　黃連　人參　枳實　乾姜

泄瀉

濕多成五泄泄者所去純水也若瀉則水與垢穢雜出者也蓋因脾胃虛弱為濕所侵不能別分水穀併入大腸而瀉作也然瀉雖成于濕亦有風寒虛熱之不同如飧瀉者濕兼于風也升以散之腸垢者濕兼于火也清以道之鶩溏者濕兼于寒也溫以理之小便短少腹中漉漉有聲者濕自甚也滲以泄之故治濕不利小便

五更瀉有脾腎之分 腎為胃関前陰利水後陰利穀腎屬水水旺于子腎之陽虛不能鍵閉故將交陽分則瀉也 脾瀉者脾之清陽下陷不能運化衛門之氣不足不能運化水穀而瀉兩症皆由命門火衰不能上生脾土故也

非其治也若小便自利者又不可用淡滲之劑惟實脾而已至于瀉下完穀者一有火〻性急速不及傳化也每多於陽分一無火真火衰微不能蒸腐也每見於黎明痛一陣瀉一陣瀉後覺通快者食積也飲食纔進少頃即瀉出者氣虛不能約束也名直腸瀉患者多死 凡下利日十餘次脉反實大者死 腹鳴而瀉四肢瘦損脉弦勁而大者死 下則泄瀉上則吐痰不已為上下俱脫主死

胃苓湯 泄瀉主方

蒼术 厚朴 廣皮 煨木香 茯苓 猪苓 澤瀉 甘艸

湿加米仁　食加神麯　熱加黄芩黄連　寒加附桂　暑加香茹扁荳　痰加半夏　腹痛加白芍　風加葛根　小水不利加滑石木通

升陽除湿湯　蒼朮　柴胡　羌活　防風　升麻　神麯

泽瀉　猪苓　廣皮　麦芽　甘草

理中湯　治寒瀉　加茯苓　澤瀉　虚加附子

参苓白朮散　治脾虚作瀉

人参　白朮　甘草　山藥　茯苓　扁荳　蓮肉　米仁

砂仁　桔梗　腹痛加木香白芍

四神丸　治黎明即瀉一二次日間安靜者

肉菓二兩麵裹煨　吴茱萸一兩湯泡　五味子三兩炒　補骨脂四兩炒　棗肉為丸臨臥鹽湯下　加木香白朮茯苓車前名七神丸

八味地黄湯　治命門火衰五更作瀉或所去完穀不化者

雙補丸　治脾腎虛虧

人參六兩　蓮肉四兩　兎絲子　五味子四兩　萸肉　山藥八兩　車前子

肉果二兩　芡實八兩　廣皮　砂仁兩半　巴戟　補骨脂八兩

虛而有火肺熱者去人參肉果　蜜丸

白頭翁湯　治協熱下利

白頭翁　秦皮　黄連　黄柏

吐瀉時有手指甲青紫者血因氣滞也盖陰陽否膈氣不升降手指頭為六經之所終始甲為血之榮爪為肝之餘肝藏受寒血因氣不通故凝而為青紫也須温經行氣香朮散加青皮桂枝吳茱萸

霍亂

霍亂者揮霍撩亂也多于夏秋間得之蓋人當暑熱之時過食生冷油膩又或貪涼露坐當風而卧内有所傷而不得消化外有所感而不得發越冷熱不調真邪相搏氣亂于中故胸腹疞痛撓悶而不寧也上吐下瀉者名濕霍亂正當吐瀉時勿遽用藥并米湯熱湯邪得助而增劇也惟用鹽湯探吐因勢而利道之令所傷之物盡出為當雖脉見沉伏細微無妨也待吐瀉稍定然後與藿苓湯調和胃氣使安若上不得吐下不得瀉所傷之物不得盡出填

實中脘正氣壅塞陰陽乖格爲乾霍亂此症最危死生反掌間耳亦須用探吐之法得吐則生否則不救若吐瀉太甚元氣大傷眩暈眼黑呼吸不接冷汗不止氣將脱矣急與温補理中建中獨參湯選用萬勿泥于痛無補法束手待斃也其有小腿轉筋抽掣不定者此津液暴亡宗筋失養也當用重綿裹之或熱湯洗之若全入腹便難救治矣

凡脉微舌卷囊縮者死　婦人乳頭縮入陰中痛指甲青黑者死

陽氣脱遺尿不知或氣少不語四肢不収者死　汗出如珠不流者死　或大躁欲入水者死

藿香正氣散

藿香 蘇梗 廣皮 厚朴 茯苓 半夏 桔梗 腹皮

蒼朮 甘草 轉筋加木瓜紅花 挾暑香茹黃連

理中湯 建中加木瓜湯

咳嗽

肺居至高之位清虛潔淨主一身之氣而有出無入者也外司腠理內溉臟腑若外為六淫所侵內為七情相忤則肺金受傷而清純之氣擾亂妄動痰火交併壅塞氣道出入不利咳嗽之症遂作有聲無痰者為咳有痰有聲者為嗽因于風寒者頭疼身痛鼻塞

治痿宜養血補氣保肺清火治癰宜瀉熱豁痰開提升散癰為邪实痿為正虛不可悞治

聲重喘急者是也須辛以散之因于火鬱者咳必面紅痰難于出者是也須涼以解之因于濕痰者痰多于咳甚于清晨痰出嗽止者是也須健脾以消之有陰虛而嗽者火泛上逆多甚于夜者是也須滋水以制之有虛勞而嗽者肢倦肉消食減多汗者是也須益氣以補之又有嗽久而成肺痿者呼吸不利音啞無聲者是也因金虛無以生水子母交病化源失養而致須滋腎水以補肺金庶可復響所謂金破則不鳴也又有風寒入肺未經發散久而熱積釀成肺癰咯吐膿血臭穢不可近胸膈隱隱作痛者是也須解毒消痰清以補之各隨其症而治之可耳

凡咳而形脱身熱脉小或弦急而數者死　脉沉緊者死　咳而
嘔腹滿泄瀉脉弦急欲絶者死

加減三拗湯　治風寒咳嗽

麻黄　杏仁　甘草　防風　桑皮　枳殻　前胡

前胡湯

前胡　半夏　杏仁　枳殻　桔梗　廣皮　桑皮　蘇子
甘艸　風加薄荷　熱加黄芩

清肺飲　治火嗽

桑葉　杏仁　象貝　茯苓　桔梗　甘草　橘紅　蘆根

六君子湯　治湿痰兼食積　或苓桂朮甘湯加乾姜五味

地黄湯加天冬麦冬白芍知母玄參　治陰虚咳嗽

補中益氣湯加麦冬五味白芍　治虚勞咳嗽　或小建中湯

千金葦莖湯　治肺癰　先用葶藶大棗瀉肺湯

蘆根　米仁　桃仁　冬瓜子　加鬱金　山梔　瓜蔞皮

肺癰神方

吉梗　銀花不　米仁五分　甘草節不　黄芪不　貝母

廣皮不　白芨不　甜葶藶炒分　初起加防風去芪潰後加人參

清金消毒飲

金銀花　連翹　甘草　米仁　只殼　吉梗　桑皮

花粉 丹皮 赤芍 久則加麦冬五味白芍阿膠黄芪斂之

炙甘艸湯 治肺痿

人參 麦冬 甘艸 生地 阿膠 麻仁 大枣

二冬膏

天冬 麦冬 知母 川貝 紫苑 茯苓 蘇子 橘紅

桔梗 生地 百合 阿膠 虛加人參

止嗽散 吉梗 荆芥 紫苑 百部 白前 甘草 橘紅

威喜丸 治痰火久嗽 茯苓两 猪苓两半 黄蠟四两 溶化爲丸

噙化丸

玉露霜一两 柿霜一两 川貝一两 百合一两 茯苓一两 海石一两 甘草五分

秋石二分 薄荷 硼砂

陰虛勞嗽通用款冬紫菀百部百合沙參生地麦冬五味知柏苓芍内熱加丹皮地骨嗽而溏瀉者為肺移熱于大腸藏腑俱病難治

喘急

肺為五臟之華蓋所以通榮衛之氣升降出入而運行不息者也肺氣受傷呼吸之息不得宣通而喘斯作爲新病多實久病多虛新者易治久者多危若因痰而喘者動作便有痰聲因火而喘得

食則減食已還發因胃虛而喘氣不足以息出多入少即短氣也
與喘似是而非當辨明之若因風邪而喘喉中齁齁有聲必擡肩
擷肚氣急聲粗只須瀉肺消風其喘自止亦有腎虛不能納氣歸
元者龍雷之火不能下伏也
諸喘皆屬危症　喘而不休汗出如油陽氣將脫也不治　聲如
拽鋸汗出不流如珠者死　感風寒而喘嗽者當表散痰壅氣逆
而喘嗽者當清降宜二陳及蘇子降氣湯水氣逆而喘嗽者宜小
青龍半夏茯苓湯氣虛病久而喘嗽者人參五味
道痰湯　治痰喘

痰塞咽喉哮喘名
肺結菩提珠根
打汁葶藶子鐵
鏽水煎服

三黄石羔湯　治火喘
三拗湯　治風邪入肺發喘
生脉散　治虚喘　即短氣不足以息　加白芍茯苓或六君子湯
八仙長壽丸　治腎虚不能納氣歸元　足冷加桂附　或加磁石胡桃　磁石乃鎮重之品虚氣上壅非此不能壓之但須靈者為妙　氣不歸元人參蛤蚧熟地五味胡桃之類
定喘方　治哮喘　或小青龍湯去麻細
麻黄　杏仁　蘇子　桑皮　黄芩　半夏　款冬　甘草　白菓

蘇子降氣湯

蘇子 前胡 橘紅 半夏 當歸 甘草 肉桂 五味

呃逆

呃者其氣逆臍下逆上而作聲也有時或一二聲者有連聲不絕者經云諸逆冲上皆屬于火大都痰滯中焦氣不流通挾火上升結于胃口故發呃也亦有胃口停寒手足厥冷嘔吐不止氣逆于上而發呃者有中氣大虛陽火暴甚直衝而上出于胃入于肺而作聲者有因血瘀者有因伏暑者大約呃在中焦穀氣不運其聲短小得食即發呃在下焦真氣不足其聲長大不食亦然若久

病元氣消乏飲食不進脉洪大弦急而發呃者多主危殆

加味二陳湯　治胃熱呃逆

　二陳湯加香附桔梗丹皮山梔竹茹

橘皮竹茹湯　治胃虛呃逆

　廣皮　竹茹　人參　半夏　麦冬　赤茯苓　貝母　蘇子

　枇杷葉　加姜棗

丁香柿蒂湯　治胃寒呃逆

　丁香三粒　柿蒂一个　人參　生姜三片　加竹茹陳皮半夏茯苓甘草

旋覆代赭湯　加沉香生姜　呃逆立止

腫脹

陽水先腫上体肩背手膊手三陽經 陰水先腫下体腰腹脛胕足三陰經

腫者皮膚腫滿也脹者腹中脹急也腫者必脹〻者未必腫也雖有水腫濕腫之分總因脾氣弱不能運化水穀釀成濕熱之氣侵淫于經絡走注于肌肉滲入于皮膚而腫滿遂成其始也小便短少大便溏泄飲食日減肢體日削其既也身體重着精神困倦皮膚光亮手按成窟隨舉隨滿若至浮腫如匏堅硬如石寒冷如冰行坐艱難卧眠不得勢便危矣治惟開鬱理氣徤脾滲濕倘用峻攻恐徒損正氣雖取快一時隨寬隨腫勢必倍勝于前立見危殆可不慎歟亦有腫肺虛不能通調水道下輸膀胱而腫者脾肺兼補

湿熱浮腫老絲瓜去皮煅灰糖拌車前子湯化下一錢　冬瓜皮煎湯可吃

子能令母虛也又有腎虛不能収相水泛逆行無制而腫者脾腎兩補水去則土自平也若外無腫滿之形而内有脹急之苦此則濁氣在上則生䐜脹是也乃湿熱欝結痰食窒塞所致治以升清降濁仍可寬平但不可專事于通利耳又有瘧久脾虛毒氣内陷或因搽藥後經洗澡以致瘡毒入腹四肢發腫連及肚腹一如水腫症者須解毒健脾毒浮解散腫自平復

腫脹寒熱如瘧便血脉大時絶者死　腹脹而有青筋者死　腫脹先起于腹後散四肢可治先起于四肢而後歸于腹者死　唇黑或腫缺盆平臍突足心平　腰滿背平五藏齊傷俱死　陰囊及

胃為水穀之海五藏六府之源脾不能散胃之水精于肺而病于中肺不能通胃之水道于膀胱而病于上腎不能司胃之関時其輸泄而病于下

蒼术丸治風水通身皆腫

香茹一斤熬膏白朮七兩為末米飲下服至小便利為妙

莖腫腐者死

五皮合五苓散　治水腫皮膚光亮者是也

茯苓皮　大腹皮　桑皮　廣皮　姜皮　白朮　豬苓

澤瀉　木通　車前

導清飲

茯苓　澤瀉　枳殼　大腹　厚朴　白芥子　卜子　廣皮　香附

胃苓湯　治濕腫按之成坑者是也　凡隨按隨起者亦惟虛無之氣其速乃然故辨當若此〻景嶽之論

蒼朮　厚朴　廣皮　白朮　茯苓　豬苓　澤瀉　腹皮

木香　枳殼　木通　車前　米仁　香附　砂仁

上腫加麻黃防風　下腫加木瓜防已

香蘇合五皮加檳榔木香　治氣腫上氣喘急者是也

香蘇散加羌防　治風腫面目卒腫者是也

陽水五皮加苓澤滑石凡是水證必按之沓而不起此其水在肉中如糟如泥按而散之猝不能聚

陰水火衰不能生土土虛不能制水泛濫于四肢也金匱腎氣丸或真武丸加椒目　虛腫四君子湯加苓皮腹皮姜皮　或六君子湯

防風通聖散　治瘡毒內陷

防風　荊芥　麻黃　薄荷　黃芩　連翹　滑石　木通

赤芍　當歸　銀花

木香檳榔丸　治實脹先用三服行之後用六君子湯調理

檳榔 木香 只殻 黑丑頭末 青皮 蓬术 香附
為末醋和丸 姜湯送下三錢
暑湿入絡遍身腫脹 六一散 杏仁 茯苓皮 厚朴
猪苓 通艸 白荳蔻
五苓散加椒目 治腑陽窒塞腹滿膨脹
防芪散 治肺葉腫脹先眼下卧蚕紋起喘急
防風 桔梗 杏仁 桑葉 蘇子 貝母各不 黃芪三分
牡蠣澤瀉散 治病後水腫
桂枝 茯苓 澤瀉 牡蠣 猪苓

大病後每於夜分心嘈如飢殊難容忍此陰虛血少
肥人痞滿是濕痰瘦人是鬱熱
歸脾湯治思慮血虧嘈雜
噫氣為中氣不治土不制水水飲上泛金福代赭湯以

嘈雜　噯氣　痞滿

嘈雜俗所謂心嘈也乃噎膈反胃之漸痰火鬱結所致痰因火動治痰為先清火次之氣鬱成火開鬱為主理氣次之痰則滑數氣則沉濇辨其脉知其症矣　噯氣胃不和也有痰有氣有食中州窒塞不克運化火氣上冲便令作噯治惟道氣清火消食無他法也　痞滿痞塞而不通因脾胃氣虛不能健化也然痞與脹有輕重之分脹則外有併急之形痞惟內覺痞悶而已夫痞悶即脹滿之基須緩緩施治因于痰食者消道之因于濕熱者分消之因于氣鬱者開解之因于中氣不足者調補之慎勿峻攻取快于一時

迷 老人噫氣胃中虛寒理中丸加只十香附砂仁助其消化然正氣已衰終不能五年矣

以致旋腫旋渡貽禍不淺　病因飲食無節蓄積痰飲滯于中宮故為嘈雜此嘈雜之屬於痰也若陽氣下陥陰火沸騰此氣血虛而有火也

加味二陳湯　治痰火嘈雜

　本方　黃連山梔蒼朮只殼竹茹生姜

越鞠丸合左金丸　治氣鬱　或道痰湯加黃連山梔　治痰

加味枳朮丸　治噯氣

　本方加黃芩黃連山梔　二陳平胃道痰三方治噯氣隨症加減

加味平胃散　治濕熱內鬱痞滿不舒　或黃連瀉心湯

本方加芩連山梔茯苓川芎

補中益氣湯去黄芪加白蔻沉香　治中氣不足不能運化精微而為痞滿脉弱無力

胸痺心痛徹背不得卧薤白白酒湯

鮮薤白　半夏　瓜蔞仁

積聚（肝積曰肥氣 肺積曰息賁 心積曰伏梁 脾積曰痞氣 腎積曰賁豚）

積者久而後成聚者一時萃聚故曰積有常所痛亦有常聚無常所痛亦無常也雖有五積六聚之别總之皆氣血凝結或上或下或左或右便是聚也蓋此證多因七情内傷六淫外侵使臟腑之

大積大聚其可犯也衰其大半而止過者死

羊肉傷者藥內加栗子面五个 狗肉加杏仁 牛肉加硇砂 [illegible]傷食不肯服藥者嘗吃猪腰子湯

脾積痞塊猪夾肝一具剖開五層入皮硝一兩末炙脆為末酒下大効

氣沖逆不安鬱結不散而致若風寒束于外而氣不宣通則以驅邪為主或憂思結于內而氣不流暢則以理氣為主無他術也又有痞癖即所謂癥瘕也癥者有塊可徵不能移易也瘕者瘕物成形推移能動也提不出痰飲食積或瘀血三者凝結而成係有形之物也若氣則不能作塊丹溪云積病不可用下藥徒損真氣病亦不去治惟消積使之日漸融化即除根矣甚得肯綮蓋元氣實邪無容身之地不待攻伐而自解散矣

香積丸　治五積六聚成塊　或鱉甲煎丸甚妙

山梔二兩　蓬术一兩半　青皮一兩半　陳皮一兩半　只殼一兩　卜子一兩　香附一兩

癖塊膏
真阿魏一錢 射香一錢
大黄两 皮硝一錢 独
蕘大蒜十枚 右藥
同打爛青布攤貼
若胸中覺血腥氣
即去其膏
膏方
淡菜桑 秋石五錢
生地四两 牡蠣三两
磁石四两 天冬二两
別甲二两 白芍二两
萸肉二两

黄連桑 神麯两 麦芽两 鱉甲两 杏仁二两 砂仁两 木香两
歸尾两 枳椰两 山查两 醋和丸米湯送下二錢

家秘保和丸 治食積
半夏 厚朴 只壳 香附 查肉 卜子 麦芽 川連
白蔻 石菖蒲
右為細末白湯化下有燥熱冲竹瀝蘿蔔汁和白湯服

橘半枳术丸 治痰
白术 枳實 廣皮 半夏 山查 卜子 白蔻 木香

見睍丸 治瘀血

桃仁　紅花　山查　蓬术　檳榔　神麯　青皮　香附
只壳　烏藥　爲末醋和丸酒送下二錢

大沖和丸　治石瘕
澤瀉　肉桂　玄明粉　木香　檳榔　桃仁　山稜　大黄
丹皮　紅花　香附

消癥丸　治瘀血
蜣螂　地鱉　桃仁　鬱金　當歸　煨木香　香附
夏枯草　牡蠣　神麯丸酒下

按瘀血一症婦人室女居多蓋月事適来或感寒氣或飲冷水或

啖冰菓則寒氣客于子宮血得寒則凝當瀉不瀉積累成塊多在小腹間甚有狀如懷孕者若見腹上有紅筋便為血鼓只宜逐瘀為主勿作胎治若因循日久元氣漸損止存一腹道之不得補之不能雖有良工終難救治矣

噎膈反胃　多因氣血兩虛胃槁胃冷而成

噎膈者食不得入是有火也反胃者食入反出是無火也噎膈為反胃之漸反胃乃噎膈之成俱是痰火鬱結中焦使然惟失意之人多患之其脉必沉濇蓋憂愁思慮抑鬱不開則火動于中痰涎凝結阻塞食道津液消耗胃汁乾枯始為病勢未甚止于格格不

利既而病勢已成食入即返不能容留或下咽少頃仍復返出也
法宜開欝順氣養血生津清火化痰用濡潤之品或可得生若用
香燥辛溫則痰火得香而愈盛津液得燥而愈枯未有能生者也
尤須善自排遣使懷抱舒展日尋歡樂庶可挽回若見大便燥結
如羊糞者亦期速矣又有蓄血停于上焦時吐清水中脘疼痛面
黃食少症類反胃者年少之人多有之不在此例桃仁承氣加減
治之　飲可下而食不下槁在吸門即喉間之會厭也食下吐出
槁在賁門胃之上口也此上焦名噎食下良久吐出槁在幽門胃
之下口也此中焦名膈朝食暮吐槁在闌門小腸下口也名反胃

呂純陽噎膈仙方　瀉心湯　六君子湯　進退黃連湯
藿香　半夏　廣皮　茯苓　人參　白蔻　黃連　乾姜
竹茹
旋覆花散
旋覆花　栢子仁　桃仁　麻仁　歸身　青葱
地黃膏　治噎膈生津養血
生地　天冬　歸身　白芍　丹皮　熟地　麦冬　玄參
花粉　貝母　蘇子　製首烏　枇杷葉
煎清汁煉蜜收不拘時白湯送下四五錢日三四進　收持

入人乳二碗梨汁二碗茅根汁一碗同收尤妙竹瀝亦可加入一碗

桃仁承氣湯　治瘀血

本方加紅花赤芍赤麯韭汁丹皮玄胡索川芎生地嘔吐清水加半夏廣皮

三白酒　諸藥不納用此酒袪痰

火酒三斤　白糖　白萊菔各斤半　共搗汁併糖入酒徐徐飲下

五汁飲

蘆根汁　姜汁　藕汁　梨汁　蔗汁　和勻童湯煎服

癆瘵

癆瘵之成精血之傷也精血之傷色慾之過也蓋精者一身之骨髓精充則神形俱固得以永年若縱慾而不撿則精易竭氣血隨之而耗氣虛不能衛皮毛充腠理血虛不能榮筋骨灌肢體以致精神短少面青唇赤日趨羸瘦也蓋人身水火既濟方無病患今水下竭將何以制火況多慾則火起于腎暴怒則火起于肝憂愁則火起于心思慮則火起于脾四火間發上侵于肺肺為金藏水之母也水衰則溢食母氣失其生化之源周身津液被火熬煉成痰以故咳嗽時作久則肺傷間有紅絲或純吐血每交陰分即蒸

杏仁百合天麦冬地骨皮丹皮枣仁五味枇杷葉佐以生地藕汁人乳童便等如咳嗽多用桑皮枇杷有痰加貝母有血加阿膠保肺金而滋化源無不愈效虛勞之疾百脈空虛非粘滞之物填之不能實也精血枯涸非濡濕之物滋之不能潤也地黃二冬枸杞五味煎膏另用青蒿

營便熬膏併糜角膠霞天膏化服大抵米仁百合之屬治肺虛參芪地黄治腎虛薏苡肝屬陽肺腎屬陰故補肺腎即是補陰也

蒸痰熱兩顴紅現盜汗不休至喉痛音啞泄瀉喘急雖有神丹不能救矣緣所傷乃先天之氣傷久而後見症且易動而難伏者火也易損而難復者真元也必病人乘其將成未成之時自知斷喪覺其微嗽內熱神衰即遠色寡慮矣志静攝心不妄役神不外馳庶幾火浮清息腎水自生肺金不傷氣血可復再加藥石滋陰降火補腎益精始可得生苟漫不知戒其不至奄奄而盡者幾人哉凡見兩顴紅火剋金也喉啞肺絕也一邊不能安卧肝傷也泄瀉不止大肉盡去脾傷也脉洪數弦勁正虛邪盛也先患痔漏而後勞怯或癆瘵已成而後見痔漏者皆死症也

拯陰湯　治陰虛火動皮寒骨熱食少痰多咳嗽短氣倦怠焦煩

生地錢　炒歸身錢　炒白芍八分　麥冬去心錢　五味[illegible]　人參[illegible]　甘草[illegible]　蓮肉錢

米仁錢　橘紅錢　丹皮錢　有血加阿膠　有痰加川貝

六味地黃丸料加麥冬知母白芍煎服　有血倍生地　氣不順

加蘇子橘紅　痰多加貝母花粉　不寐加棗仁　泄瀉加

扁荳茯苓　喉痛加玄參桔梗

清寧膏　潤肺不傷脾補脾不礙肺勞嗽吐血有效

生地兩　麥冬兩　橘紅兩　桔梗兩　米仁兩　川貝兩　龍眼兩　薄荷錢

清金保肺膏

知母一錢 川貝一錢 生地三錢 熟地三錢 天冬三錢 麦冬三錢 紫菀二錢 蘇子二錢
玄參二錢 橘紅二錢 北沙參三錢 百部二錢 阿膠三錢 煉蜜収之

清骨散

銀柴胡 胡黃連 秦艽 鱉甲 地骨皮 青蒿 知母
甘草

汗症

汗乃心之液血肝化也血液歸心因熱而泄故暑月大汗或久行動熱而汗或衣被過煖而汗或飲食過飽濕熱內熏而汗或體強陽旺動作過勞而汗皆非病也惟有衛氣衰弱腠理空疎無因而

自出者曰自汗法當固表有營血衰耗液被熱蒸騰去即出覺即收者曰盜汗法當滋陰有心虛血少因受驚恐心胸間有細汗自泄如綫者亦有得之憂鬱傷勞者法當鎮心安神有痰涎壅塞氣上不下喘息煩悶汗出如珠排列不流者此症最危急與降氣豁痰痰開氣降汗得漸收或可得生否則不救又有飲酒當風熱蓄于內風中于外汗出如沐者此名漏風症失治將有消渴之患法當清胃斂液審因而治未有不止者也

玉屏風散　治自汗

黃芪　防風　甘草　加白芍棗仁五味當歸

黄芪建中湯　治同前　血氣虛而自汗

黄芪　桂枝　白芍　甘艸　生姜　大枣　飴糖

當歸六黄湯　治盜汗之聖藥

生地　熟地　黄芩　當歸　黄連　黄柏　黄芪

六味丸加枣仁五味麦冬白芍歸身　治同前

硃砂安神丸　治驚汗　黄連硃砂生地歸身甘艸

清胃散　治飲食即汗出者酒濕汗如浴者

黄連　五味　烏梅肉　甘草　麻黄根

補中益氣湯　治作勞太過勞傷手脚汗出者

澤瀉生白朮黄芪葛根防己麻黄根治酒客濕热汗當效

道痰湯　治喘汗　或六君子湯
異功散加黃連棗仁五味麥冬　治心汗
牡蠣醋煆爲細末遍身撲之揩入毫竅不過三四次汗即止
石菖蒲心經引道之品諸汗皆不可少　或麻黃根蜜伴炒
捷經法　青桑葉一味乘露採焙乾爲末二錢米湯下

頭痛

頭痛不止者屬外感宜發散作痛作止者屬內傷宜補虛又有偏頭痛者左屬風與

頭痛因于風者居多風從上受也因于火者亦不少頭爲諸陽之會也諸經火動得風斯熾風火交併上冲于頭故辟辟跳痛也若平素有痰滯于胸膈挾火上冲直至巔頂亦能令痛但必嘔吐氣

血虛右屬痰与氣虛凡挾虛挾風濕者宜用玉竹

逆四肢厥冷所謂痰厥頭痛是也外此氣虛血虛或氣血兩虛皆能令痛要未有不兼風火者風從火煽火借風威相為肆虐也但氣虛甚于晝而減于夜血虛甚于夜而減于晝以此為辨耳治法風則散之火則清之痰則清以散之氣虛補氣血虛補血無他技也其有泥丸宮內痛如斧劈者乃髓海也在後枕骨間因大寒侵入骨髓〻以腦為主故痛連于腦也名真頭痛此症最急夕發旦死旦發夕死不及醫藥者也

香蘇散　治風寒頭痛　加川芎白芷藁本只殼前胡　身痛加羌防

道痰湯加川芎白芷天麻前胡　治痰厥頭痛
竹葉石羔湯加薄荷山梔黃芩　治火頭痛
四物湯加甘菊夏枯艸丹皮白芷　治血虛頭痛
補中益氣湯加芎芷蔓荊　治氣虛頭痛

頭眩

頭眩者絕無痛楚卒然眼黑頭眩搖搖如在舟車之上坐立不定甚則昏憒傾仆此因火動其痰兼有虛風致之耳盖火與風皆動搖之物而痰擾胸中挾之上攻故令昏暈旋轉不能自持也經云諸風掉眩皆屬于木此非外來風邪乃肝木內動之風也然亦有

氣虚血少者試觀産婦多眩瘦人多眩可知亦有色慾過度腎虚不能納氣歸元使諸氣奔逆于上而眩暈者有吐衄崩漏肝虚不能收㧗榮氣使諸血錯經妄行而眩暈者治法痰則清之火則降之氣虚補氣血虚補血滋腎陰熄肝風無有不愈者也

六君子湯　治痰火眩暈

二陳湯加前胡天麻川芎白芍　有火加丹皮山梔　氣虚加黄芪　血虚加歸芎

六味丸　治腎虚眩暈　加鹿茸　兎絲子

四物湯加　甘菊　鈎藤　羚羊角　天麻　治肝虚眩暈

胃脘痛者方
吉紅 白蔻 香附
元胡索 白芍 甘草
茯苓 木香 蘇梗

柴胡清肝飲　治怒氣傷肝鬱火內伏不得宣越而眩暈

黃連　山梔　黃柏　柴胡　甘草　生姜

心痛

心乃一身之主有君道焉居至高之位心包絡以為外護猶大內之有外城也若寒邪直犯心經必大痛難忍舌強無聲汗出肢冷面青唇黑名真心痛必死不治今所謂心痛者皆胃脘中痛也胃與心包絡相應故以心痛名之實則非在本經受病也但胃無物不載或觸冒寒邪客寒犯胃或恣啖煿炙致動胃火或暴怒傷肝氣逆沖胃或抑鬱憂思中脘氣滯或飲食過度填塞胃脘或痰涎

凝滯氣道阻礙或死血積蓄胃脉不行皆能作痛須察其脉沉遲為寒洪散為火沉濇為氣實沉為食弦滑為痰濇滯為死血又有虫痛者面有白班爪痕口吐清水者是也未可執一而治

香蘇散　心痛主方

本方加吉梗只殼　烏藥　厚朴　延胡索　生姜　砂仁

有濕痰加半夏蒼术　食加山查麥芽　寒加炮姜桂附　肝火加山梔黄連柴胡青皮　蓄血加歸尾桃仁紅花　氣滞不行加檳榔木香白蔻　虫加檳榔練根

金鈴子散　治熱厥心痛　川楝子　元胡索　寒厥心痛補肝湯

另治腹痛用芍藥甘草湯蓋腹痛因榮氣不從逆于肉裏白芍能行榮氣甘草能斂

寒　理中湯　火清胃散　怒氣柴胡疏肝飲　鬱結加味歸脾湯　痰二陳湯加香附木香只殼桔梗砂仁　食積平胃合香蘇散加山查神麯兵榔只殼　蓄血犀角地黃湯加當歸桃仁紅花　虫痛遇仙丹　後以啟脾丸調理　黑丑檳榔雄黃青黛為末蜜水調五錢空腹時進之下去虫而愈

腹痛

腹乃太陰脾經所屬飲食藏聚之所也若繞臍作痛是腎與大小腸受病或因寒氣侵入于內或因邪火繞動于中或因飲食停滯不能傳化或因痰氣凝結及死血停蓄不得流通或因蚘不安位

逆氣又痛爲肝木尅脾土白芍能伐肝故也

擾亂不寧皆能令腹中作痛其痛而綿綿不絶得熱則緩者寒邪也時作時止上下不定者熱鬱也腹中痞滿得利痛減者食積也嘔吐涎沫者濕痰凝聚也日輕夜重手不可按者蓄血也若痛入小腹牽引睾丸者疝氣也時或一發口流清水者蚘虫攻蛟也大抵痛則不通通則不痛又要分虛實以手按之減者屬虛手不可按者屬實若腸癰一症頗似痢疾裡急後重赤白相間去時大痛難忍但仍有糞日一二次不散者為辨耳其腹必膨手按之必有一處塊痛甚者勿作痢治餘各求其因而藥之可也

香蘇散加厚朴烏藥　寒症

理中湯加附子吳萸　治虛寒　或六君子湯加姜桂
黄芩芍藥湯加黄連山梔　治鬱熱
加味歸脾湯　治鬱結傷脾
香砂平胃散　治食積　方見類傷寒
蒼白二陳湯　治濕痰
桃仁承氣湯加延胡索紅花川芎　治蓄血
拈靈丹　治諸痛如神
拈仁　青皮　延胡索　五靈脂　陳香圓　木香　乳香
没藥

二核散　治疝氣丙丁之氣鬱于小腸之間為內疝青木香廣木香
　茴香沉香黃連肉桂石菖蒲
荔枝核　橘核　為末酒送下　或香蘇散加吳茱肉桂
安蚘湯　遇仙丹　治虫痛
　川連五分　淡乾姜五分　烏梅肉七分　川椒九粒　枳實錢　茯苓一錢　廣皮八分
半夏八分　人參錢
心腹大痛傴僂不可以仰左寸滑而急此為心疝　小茴香
川楝子　青木香　廣木香　吳茱萸　木通　元胡索
當歸　青皮
紫金丸　治腸癰初則解毒消散既而內托膿後則收斂兼升

補
黄占　明凡　乳香　没藥　溶蜜為丸
加減解毒湯
金銀花　連翹　防風　丹皮　甘草　茯苓　當歸　赤芍
山查肉　白芷　花粉　有元氣者加大黄行之　初起加黄
芪不消即托已成加角刺欲歛加白芍

脇痛

脇者肝之候木氣實則肝急加以憤怒憂思氣結不得條達便令痛作雖左屬肝右屬肺而其氣既逆則必衝突橫行上下左右無

處不到久則亦能成形時起時伏乍有乍無每舉發必走注不定也有鬱火痰飲食積死血〻虛氣滯之殊其暴怒傷肝未經發泄火從中鬱而脇痛者肝火也脇痛按之汩〻有聲者痰飲也脇痛有一條扛起痞悶者食積也脇痛一定不移手不可按者死血也脇痛面黃發熱日輕夜重按之少減者血虛也脇痛氣壅喘急結聚不散者氣滯也治惟平肝理氣爲主隨症加减則痛自止其有酒色過度肝藏受傷氣血凝滯脇下一點痛如刀割者名乾脇痛此症最危急與大補氣血或可得生然亦十中之一二也

柴胡清肝飲　治鬱火喘嗽脉左緩小右帶滑

柴胡舒肝 當歸和血 白芍和血斂肝 木瓜 羚羊角 甘草平肝 青皮舒肝

鬱金 元胡索止痛 瓜蔞炒香治痰 橘葉香而不燥止痛

加味二陳湯 治痰飲右關脉滑病在右脇者多

本方加白芥子香附柴胡青皮白芍烏藥

香砂平胃散 治食積右關脉緊盛右脇有塊兼飽悶噯氣吐酸

本方加山查神麯麥芽檳榔柴胡青皮

桃仁承氣湯 治蓄血左關沉濇痛在左脇者多

復脉湯 治血虛

桂枝 白芍 生地 阿膠 麻仁 甘草

木香調氣散　治氣滯　宜疏通肝絡

蘇梗　香附　丹皮　茺蔚子　青皮　木香　鈎藤　鬱金　甘草　橘葉

千金葦莖湯　治右脇痛

鈎藤湯　治左脇痛

鈎〻　白蒺藜　茯苓　半夏　香附　風化硝　竹瀝

腰痛

腰係腎之府多虛少實腎夾脊骨細而撑上下不相接續一身惟此處最易受傷故風寒襲之則痛痰飲據之則痛瘀血積之則痛濕氣侵之則痛強力入房精血虧損則亦痛寒痛者遇寒增劇得

熱則怏瘀痛者久行不痛一坐則痛坐久不痛一行則痛瘀血痛者日輕夜重或如刀刺濕氣痛者重着如山難以轉側精虛而痛者自覺兩腰如折常痛不休不任行立皆可考而知也治法寒者溫之濕者滲之痰則化之瘀則逐之虛則補之甚有挫閃而痛者此不內外因當活血調氣以解之不可用寒涼以腎為水藏喜溫而惡寒也

腎氣丸主之　腰加杜仲續斷　脈遲為寒加桂附　脈數為熱加黃柏知母　天陰痛為濕加蒼朮獨活　脈滑是痰加半夏　挫閃蓄血加蓄紅花延胡索當歸丹皮　氣滯加香附只殼

虛加枸杞、巴戟肉、茯苓；久痛加官桂開之；猪腰子煎湯代水。

疝痛

陰氣積于內，復為寒邪所入，榮衛不調而成疝症。有七種：寒、水、筋、血、氣、狐、癩疝也。症雖見于腎，病實本乎肝。

疝者，謂突如山立，從小腹旁如硬筋一條突然撐起，連睾丸疼痛是也。此屬足厥陰肝經，蓋肝之經循股陰，環陰器，抵小腹，故見痛如是。其腸中走氣作聲，或痛者，盤腸氣也；少腹陰囊手按作响聲痛者，膀胱氣也；臍旁一梗升上釣痛者，小腸氣也；小腹下注上奔心腹急痛者，腎氣也；陰子偏大小者，偏墜也；陰子雖硬大而不痛者，木腎氣也。俱因濕熱內蘊，風寒外束，使濕熱之氣不得流行，或飢飽勞倦致傷筋脉或忿怒傷肝火性動發令肝氣逆而不行若寒多當發汗以疎通之蓋寒邪外散則濕熱之氣亦流行而不聚矣勞役傷筋當理氣養榮分消濕熱以滋養之蓋濕热去則氣血調和而痛自除矣忿怒傷肝當清肝火制其冲逆以直折之蓋肝氣平則濕熱亦從之解散又何痛之有哉若治不如法鬱滞日久釀成癰毒爲患不小又有一種狐疝乃肝氣所積狀如雞卵卧則入小腹而安行立則出小腹而痛如狐之晝出夜入蓋虛氣也初起散風祛濕或可消融久則與偏墜木腎無痛楚者皆爲痼疾難治亦罔効也

疝氣治法辛香以泄肝滯氣疎泄而病緩矣 暴疝多寒久疝多熱為疝病之大綱

香蘇散 加小茴荔枝核橘核青皮吳萸山查官桂生姜砂仁

挾濕氣加蒼术茯苓木通澤瀉 熱加黃柏柴胡山梔 挾怒柴胡清肝飲加減 勞後傷脾〻氣下陷補中益氣加白芍丹皮 房勞感寒舌卷囊縮即中寒陰症也四逆湯加桂吳萸

囊癰當從外科治亦須調氣行血始滯捻不出濕熱為患也

膀胱氣 五苓散加葱白茴香 小腸氣益智蓬术大茴山茱萸牛膝續斷川芎胡蘆巴防風牽牛甘艸各二錢半為末白湯送二示

狐疝方 濕傷于腎 肉桂 補骨脂 大茴香 胡盧巴
巴戟天 萆薢 沙蒺藜 茯苓 防己 沉香
神效湯 諸疝六味地黄丸加五味車前肉桂枸杞
大茴香 延胡索 益智仁 蒼朮 香附 當歸 山枝
各不 青木香七分 吳茱萸七分 川烏五分 砂仁七分 甘草三分
姜 灯心 臨服加酒 脹悶而痛加乳香沒藥 瘀血脹痛
加桃仁紅花 腎氣上冲加沉香枳殼
疸症 黄汗 黄疸 酒疸 穀疸 色疸
疸者面目四肢一身皆黄也多起于飲食勞倦致傷脾土或醇酒

濕麵厚味之類釀成溼熱停畜胃中又或當風而卧熱爲寒鬱外蒸于皮膚故無處不黃內傳于大小腸故大便秘結小便亦黃赤也雖有五種之殊總不出濕熱爲患如盦麯相似治惟健脾清胃滲濕除熱其黃自退不可純用寒涼重傷脾胃濕未必除熱未必去反致脹滿者有之若因食積者當先消道甚則下之若因脾氣鬱結者必食少肢削先須排解治以開鬱若因瘀血停留者必小便利大便黑須與道瘀下盡黑物自愈若陰疸發黃須與溫中若因女勞而得必小便不行小腹滿急面黃額黑宜滋陰利水大抵淡黃者易愈深黃者難痊黑黃而腹滿者不治

疸散成鼓者死　黄入手足心渴而熱甚者難治 脉洪泄利而渴者死 口鼻冷者死疸黄入腹喘滿者死

茵陳五苓散

茵陳　茯苓　猪苓　澤瀉　白朮　山梔　木通　山查
枳實　廣皮　甘艸　滑石　灯心　大便秘加大黄　身熱
加柴胡黄芩　食積合平胃加山梔丹皮　過飲加葛花白蔻
腹脹腹皮卜子　觧鬱加味歸脾湯　逍遥桃仁承氣湯　女
劳地黄湯加黄栢知母車前　陰黄理中桂附或八味丸
酒疸心中懊憹面生赤斑湿熱内蘊也加花粉滑石葛根　榖
疸食畢頭眩心中怫鬱不樂脾不健運也加榖芽神曲枳朴

茯苓滲湿湯
茯苓澤瀉茵陳猪苓
黄芩黄連山支白朮蒼朮
廣皮 只实

色疸額上色黑心中不快少腹滿小便不利加人參黃芪白芍
黃汗着衣如染藥汁加桂枝淡豉　陰黃身冷自汗泄利溲白
陰極于内逼陽于外熱爲寒鬱也温中而黃自鮮理中湯加桂
附　虛黃耳鳴足軟倦怠飲食無味脾氣虧損本臟色現也虛
回而黃自退六君子或補中益氣　瘀血黃小便利大便黑或
發寒熱看上中下分治血行而黃自清　表症發黃當汗失汗
邪鬱于太陽之明二經絡也麻黃湯汗之邪散面黃自退　裡
症發黃當下失下熱極于内達于外也承氣湯下之熱清而黃
自散

貞

內科心典

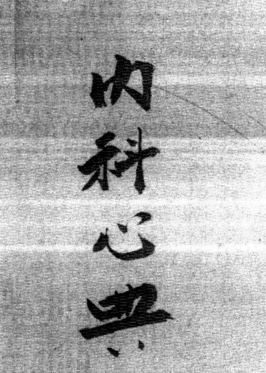

二陽結謂之消手陽明大腸主津病消則目黃口乾是津不足也足陽明胃主血熱則消穀善飢是血中伏火血不足也未傳能食者必發腦疽不能食者必傳中滿皆不治之症

消渴

消渴者津液消耗口渴引飲不止也有上中下之分上曰消渴中曰中消下曰腎消治雖不同而燥熱亡液則一也總因水枯火盛陽亢陰虛不生津液而成惟色慾過度膏粱不節又兼憂愁思慮之人每患之心火常動真水衰耗不能制之三焦不勝其燥熱遂使周身津液煎熬殆盡如舌上赤裂多飲水漿二便調和此謂上消屬肺善食而瘦自汗溺赤此謂中消屬胃小便不清濁淋如膏面黑而瘦此謂下消屬腎治惟滋陰養血益腎清心為主兼以涼解開鬱隨症而治斯無失矣

氣分渴者喜飲冷宜寒涼滲劑血分渴者喜熱宜甘溫酸劑上輕中重下危如上中平則不傳下腎消小便甜者為重水生于甘而死于鹹小便成鹹而反甘是生氣泄脾氣下陷入腎中為土尅水也

歸地二冬膏　治上消

生地　天冬　貝母　當歸　五味　白芍　麦冬　知母

花粉　枇杷葉　虛加人參　煎膏不如時噙化

或用烏梅肉白糖柿霜同搗噙化

白虎湯　治中消　加麦冬五味黃芩黃連花粉

地黃湯加麦味知柏　治腎消

通用人乳生地藕汁花粉

金匱腎氣丸　治下消無火化直入膀胱飲一溲二

按渴症有三總歸無水外有酒毒作渴非葛花不除暑邪消渴

非香茹不愈喜食炙煿甘肥令渴豆豉有効汗吐下後胃液不足而渴人参有功青梅止渴胃乾暴渴宜加朽木作湯熱中消中當飲梨汁甘蔗性水味甘酒渴鹽湯解病因不同送此消息可也　朽木水土中者良方寸者二十枚煎湯飲

痓症　產後亦有發痓者以脫血無以養筋也宜十全大補湯

痓之為病頭項強直身熱足冷搖頭口噤角弓反張六脉弦緊直上直下者是也有汗曰柔痓無汗曰剛痓內經曰諸痓強直皆屬于濕又曰諸暴強直皆屬于風是痓為風寒濕所中然原其因多由亡血筋無所養邪得以襲之故仲景謂太陽病本宜汗但過

汗則傷血不能榮筋而痓風病不宜下〻之則重傷其陰而痓雖汗下後或有邪乘攄以陰虛液脫為主大抵初病而即發痓者散邪為主病後而發痓者養陰為先此無惧也然亦有無痰火者如口眼歪斜手足癱瘓者風痰也發熱喘嗽痰盛者痰火也清痰清火各有其治若見目瞪口開不省人事手足一邊牽引者不治

如聖飲　痓症主方

羌活上　黃芩　川芎中　白芷　柴胡中　白芍中　人參　當歸中

防風中　甘草中　半夏下　烏藥中　有汗加白芍朮桂枝　無汗加

蒼朮麻黃　痰多貝母瓜蔞　火甚山梔麥冬花粉去川芎柴

胡烏藥羌活防風白芷　養筋加左秦艽鈎藤　口噤咬牙大便實加大黄

滋肝養營湯　治血虛發痉

生地　當歸　白芍　麦冬　丹皮　鈎藤　羚羊角　甘菊　馬料荳　人參　甘草

厥症

厥者氣暴逆而不行猝然昏暈不省人事四肢逆冷是也有因于痰者壅窒心胸隧道不通是也有因于食者填塞中脘脾氣不運是也有因于氣者憤怒暴發肝氣逆而不下也又有胃寒而虫上

攻口吐清水者蚘厥也有去血過多氣不相附身冷脉濇者血厥也有入廟登塚或吊喪問死冒犯不正之氣面色青黑妄言口噤者尸厥也若大傷寒陰厥也必身寒肢冷唇青自利不渴脉沉遲陽厥則身热肢冷舌胎口渴大便秘小便澁脉沉數有力者此熱極似水反兼勝已之化也但陰症發厥通身皆冷陽症發厥上不過肘下不過膝為辨耳臨症者須別之

道痰湯　或六君子湯　治痰厥脉沉滑　牛黄丸

香砂平胃散　治食厥　先用塩湯探吐

香蘇散加木香白蔻烏藥半夏　治氣厥身冷脉伏

汗出過多血少陽氣独上氣塞不行而厥婦人尤多此症宜白薇湯白薇當歸各一两参柔甘艸五分服柔

理中湯加川椒烏梅　治蚘厥
四物湯加烏藥香附　血隨氣行補血必先補氣　或獨參湯
治血厥身冷脉濇　白薇湯
蘇合香丸　治尸厥　或平胃散加木香檀香
承氣湯　四逆散　治陽厥
理中湯　四逆湯　治陰厥

癲狂癇　忌猪牛羊等肉胡椒葱蒜

癲之作也有欲未遂神志失守神出則舍空舍空則痰入迷塞靈竅故羞耻不知語言無序飲食不分美悪衣服不辨汚潔此謂風

癇多喜笑而知畏懼症屬不足狂多忿怒人不能制症屬有餘

此症多因驚憂痰血塞于心竅所致喜屬心怒屬肝二經皆火有餘之地也
諸癎因驚恐憂怒火盛于心痰塞心竅
身熱脉浮在表者陽癎屬六腑易治
身冷脉沉在裏者陰癎屬五臟難醫

癲亦曰心風　狂之作也必怒動肝火煽動痰涎上迷心竅火熱之極躁不自禁于是踰墻上屋無所不至見人則打罵咬齧平日無力而一旦有力皆肝火使然也此謂風狂　癎之作也因忽然受驚膽喪神飛痰涎乘虛聚于神明之舍以致惧心常勝君志失職昏迷不知猝倒仆地口吐白沫或有猪羊等聲少間心神稍寧仍貼然如故但時常發于不意過此惟作痴呆之狀而已治法癎宜吐之狂宜下之癲宜逐痰降火繼以清心安神未有不愈者也發特當道痰發定与安神清火方為合法有先後緩急之分記之

稀涎散　吐痰

或加味二陳湯

二陳湯加犀角黃連枳實沉香胆星遠志菖蒲竹瀝姜汁

礞石滚痰丸　下痰　白金丸

牛黃清心丸

牛黃　珍珠　琥珀　人參　茯苓　棗仁　鈎藤　為末米湯蜜丸下

清心安神丸

黃連刃朱硃砂旬　生地刃　當歸刃　甘艸彔　或天王補心丹

發狂秘方

犀角四兩剉末每用一兩清水十碗煎至一碗另以淡竹葉四

両水六碗煎至二碗去查同前犀角汁熬至二酒杯服四劑愈

婦人產後血迷心胞亦令癲狂宜加味逍遥散當歸白芍白朮茯苓柴胡生地遠志桃仁紅花蘇木甘艸水姜煎服此属虚宜補不宜瀉

癇症方

天竺黃　沉香　天冬　白芍　茯神　遠志　麦冬　甘艸

旋覆花　蘇子　香附　半夏

怔忡驚悸健忘　有觸而心動曰驚無驚而自動曰悸即怔忡也

怔忡者跳動不已神魂恍惚也盖心為君主之官神明出焉主不

有因心虚火動者
有因肝虚胆怯者
有因水停心下者
火畏水故悸也

明則十二官危又心主血血充則心有所養氣爽神清臨事不惧何怔忡之有若心血虧損神不守舍舍空則痰淂而乘之遂辟辟跳動搖撼不寧怔忡所由作也　驚悸者神志張皇如人將捕惴惴然恐惧也先時必曾遭險難習見怪異致心神錯亂夢魂不安事去仍然在目故驚駭畏怕不能自止也

精與志皆藏于腎
腎精不足則志氣
衰不能上通于心
故健忘

健忘者事過即忘言過即忘縱用強記畧過一時輙已失之三者雖有淺深之殊總不出心神失守舍空痰聚一語治惟養血安神寧心定志佐以開鬱豁痰而已其有鬱結傷脾憂慮傷心恐惧傷腎而致者治法同但省慮節勞寡慾戒怒使心常靜逸而神不外馳未有不霍然者也

温胆湯　治怔忡　痰因火動

半夏　茯苓　廣皮　枳實　竹茹　甘草　棗仁　遠志

黄連　山栀

養血安神湯　治驚悸　血虚火動

四物湯加棗仁　茯神　遠志　人參　甘草　黄連

山梔　麦冬　肉

天王補心丹　治健忘

黄連　生地　當歸　麦冬　五味　柏仁　棗仁　玄參

天冬　茯神　桔梗　丹參　遠志　菖蒲　朱砂爲衣

硃砂安神丸　治心亂煩熱胸中氣亂兀兀欲吐膈上伏熱

黄連木半酒炒　硃砂木水飛　生地木　歸身木　甘草五分炙

歸脾湯　琥珀龍齒怔忡之妙藥　熱加丹皮山枝

心藏神肝藏魂腎藏精夢中所主之心即心之神也夢中所見之形即肝之魂也夢中所泄之精即腎之精也要之心為君則腎為相未有君火動相火不隨之

夢遺精滑

五藏皆有精而總藏于腎腎者精之海也腎虛不能統攝相火一發精離其舍遂遺而不覺也然有夢與無夢之分夢與女人交而遺者為夢遺心有所思或有欲未遂君火動則相火翕然從之故必夢而始遺也若未有夢而精自下泄者為精滑大都房勞傷腎或思慮傷心勞役傷脾悲哀傷肺真陰耗散虛火流行煽動精

者治惟先清火後及
其餘也

海不能固藏故不待夢而自遺也有夢者當先清心而補腎次之無夢者當專補虛而清火次之總係水衰不能制火 上下游行而滑脫不禁也古方以遺精與濁症同治殊為不然盖精從腎竅出于精孔濁從膀胱出于溺孔二孔雖並列莖中其源則懸絕也但濁則莖頭無絲精則有絲牽惹以言乎精濁則有之矣此症壯年無室及久客于外者則有之若無間晝夜無間醒睡精自出者陰陽皆虛鮮有長年者也

六味地黃丸去澤瀉加 五味白芍蓮鬚牡蠣芡實金櫻子膏和蜜丸空心淡鹽湯送下　治色慾傷腎与勞傷腎

清心蓮子飲　治心火盛
人參　蓮肉　麦冬　茯神　車前子　生地　甘草
加味歸脾湯　治過勞傷脾　治有夢之遺　加棗肉白芍五味
益智仁　芡實
硃砂安神丸　治思慮傷心
黄連　生地　當歸　蓮肉　遠志　人參　茯神　棗仁
六君子湯　治過哀傷肺　加白芍。五味。當歸。

痿症

痿者兩足軟弱不能行立也係肝脾腎三經虧損所致盖腎主骨

手足緩縱曰痿躄陽明濕熱上蒸于肝故肺熱葉焦發為痿躄

肝主筋脾主四肢也若人嗜慾無節水失所養火寡于畏而侮所勝則肺因之而熱肺受熱邪金失所養木寡于畏而侮所勝則脾從此而傷肺熱則不能管攝一身之氣脾傷則四肢不能為用痿斯作矣治惟大補肝脾滋益腎水使氣血復還精髓充足自能動履矣又有濕熱為患或寒濕侵犯使兩足痿軟不能行動者但濕熱盛必流注膝脛作痛寒濕盛必作冷痛不止于軟也亦總足三陰俱虛寒濕淂而乘之經絡凝滯氣血不行故痛當與痛風參看也凡人平日兩足常覺熱者後多患痿不可不知

筋痿筋攣　四物湯加丹皮枸杞牛膝秦艽鈎籐兔絲子之類熱

加麥冬黃柏

肉痿則渴　十全大補湯加秦艽鈎籐

氣痿肺鳴皮毛枯槁　清燥湯作丸尤妙

黃芪一錢　人參三分　白朮五分　茯苓五分　歸身二分　生地二分　麦冬二分　甘草二分

蒼朮一錢　黃柏一分　澤瀉五分　升麻三分　陳皮五分　寒加桂附　湿加米仁

木瓜　熱甚加川黃連一分

骨痿腰痿不舉虎潛丸

龜板　黃柏四兩　知母　熟地各三兩　牛膝三兩　白芍二兩半　當歸一兩　虎骨一兩

廣皮七錢　肉蓯蓉一兩　羊肉為丸　冬月加乾姜五錢　加附子治痿躄

如神

脉痿筋縱　黄連　苦参　胆草　丹皮　犀角　地骨皮

挾風寒　補中益氣加秦艽鈎藤防風羌治

挾濕　二妙散加秦艽鈎藤米仁澤瀉茯苓

挾痰　六君子湯或二陳湯加秦艽鈎藤竹瀝姜汁

痺症　痛痺即痛風　行痺即流火　着痺即麻木

痺者經絡壅閉不得宣通也盖為氣血虛弱與風寒湿所侵久則血死氣滞在皮則粗厚痛癢不知在筋則屈而不伸在脉則血凝而不流在肉則頑麻而不仁在骨則痿軟而重着此五痺也經云

風勝者為行痺寒勝者為痛痺湿勝者為着痺雖或一氣偏勝而三氣未嘗不錯雜乎其間治行痺者散風為主而禦寒利湿佐之更須參以補血之劑蓋治風先治血血行風自滅也治痛痺者散寒為主而疎風燥濕佐之更須參以補火之劑蓋非大辛大温不能釋其凝寒之害也治着痺者利濕為主而祛風解寒佐之更須參以補脾補氣之劑蓋土強可以勝湿而氣足自無頑麻也若槩用風燥熱藥豈不悞哉

防風湯 治痺主方

防風 當歸 赤苓 秦艽 赤芍 黄芩 獨活 桂枝

杏仁　甘艸

舒筋湯

片姜黃　當歸　赤芍　白术　甘艸　羗活　海桐皮　姜

上沉香　防己

疏痺湯　氣行則閼鬱自利血活則麻木自除

黃芪　當歸　川芎　赤芍　丹皮　秦艽　白术　茯苓

香附　烏藥　獨活　風加羌防　濕加蒼柏米仁　寒加桂

附　死血則桃紅加皮　上部用桂枝靈仙　下部用牛膝仲

湿痺方　白术　茯苓　狗脊　蒼术　獨活　防己　靈仙

活絡丹 川烏 乳香 沒藥 川山甲 當歸 地龍

脚氣

脚氣多主于濕兩膝卒然腫硬不能行立濕從下受也初起惡寒發熱頭疼身痛拘攣便澁小腹不仁症類傷寒但卒暴脚痛為異耳故仲景以脚氣類傷寒另立篇目以别之然雖起于兩膝若循股上行至轉筋入腹便屬危症急于鮮散為要若麻者因風痛者屬寒腫者屬濕紅者屬火可不辨而自明也 有寒濕熱濕之分寒者色白熱者色紅 若脚氣冲心喘急不止嘔吐不休者死水淩火故也

脚氣自感外淂者山嵐雨水自內傷淂者茶酒油麵有濕有熱濕又能生熱濕下流故注于足濕熱分爭濕勝則憎寒熱勝則壯熱有兼頭痛諸症者狀類傷寒亦有六經傳變但脛腫

掣痛為異耳乜
症忌用補劑及
淋洗

疏氣飲　脚氣主方　腫者名濕脚氣宜利濕踈風不腫者名乾脚氣宜潤血清燥

蒼朮　黄柏　兵榔　木瓜　木通　獨活　米仁　茯苓
牛膝　如濕熱加防己　生地　犀角　川芎　挾寒加桂附
痛甚加當歸　小腹滿加青皮　内熱加芩連　先腫後痛倍
犀角　便秘加麻仁大黄　有痰加竹瀝　風盛加秦艽羌活
頭痛加芷芎　身疼加羌防

雞鳴散　治寒濕脚氣

紫蘇　木瓜　吉梗　廣皮　吴茱萸　兵榔　生姜　五更冷服

金匱腎氣丸　治元陽虛陰濕上逆

淋濁

淋者小便澁少莖中作痛者是也多因腎虛而膀胱熱腎虛則小便数膀胱熱（水下澁数而且澁淋瀝不宜小腹弦急痛引于臍）有氣淋氣滯不通便時微痛常有餘瀝不盡有血淋乃心經移熱于心小腸滲入膀胱熱甚則結為血條努力方出澁而且痛有砂淋乃火結水液成砂如煮海成塩便時痛甚不得出良久始出有如砂石有膏淋乃溫熱釀成便出如膏微痛色如米泔而上泛油光亦有濕痰流注而成者有勞淋乃房事傷腎勞苦傷脾以致兩經之火鬱而生熱傳于膀胱欲便即痛滴瀝無多大率淋皆屬熱然亦有先戰寒而後出者此寒氣客于胞中熱與

寒爭攻不得出及戰罷則小便如常似淋而實非淋蓋一時偶見未有久遠如是者也　濁者白粘如精狀從莖中流出不痛不澁小便如常者是也由胃中濕熱下注小腸滲入膀胱使水液變而稠濁熱甚則下溢而不禁也有痰紅色者熱甚妄動其血也然又有精濁者莖中如刀割火灼而溺自清惟竅端時有穢物如瘡之膿淋漓不斷與便溺絶不相混皆由敗精瘀腐龍火虛炎也治便濁則降火清痰分利精濁則益腎滋陰固脫外有胞人肥多濕痰清痰是要瘦人多虛火降火為先老人因虛寒而致可求溫補夏月因伏暑而然法用清涼不可執一途而治也

大法治淋宜通氣清心平火利濕不宜用補恐濕熱得補增劇也牛七淋症要藥血淋尤宜用之杜牛七亦可

清心分利飲　治淋主方

犀角　黃連　山梔　滑石　木通　車前　麥冬　赤茯苓

甘草　竹葉　蓮心　砂淋加石韋瞿麥葵子　血淋生地藕

節柏葉　膏淋茯苓白术半夏　勞淋人參黃芪當歸白术

氣淋木香青皮

琥珀散　治諸淋　琥珀　滑石　木通　木香　鬱金　萹蓄

五淋散　赤苓分　甘草七分　當歸五下　山梔个下　黃芩　赤芍个下　加入

木通車前滑石灯心瞿麥萹蓄

五苓散　治寒氣客于脬中　或金匱腎氣丸

地黃丸加琥珀知柏牛膝車前　治陰虛成淋
萆薢分清飲　治便濁若心腎不交敗精久留此方加茯神黃連
肉桂牛膝
　萆薢　半夏　茯苓　廣皮　蒼朮　山梔　甘草　遠志
　菖蒲　有火加黃柏
赤濁　道赤散加丹皮赤芍茯苓歸身　熱入膀胱小便血淋茎
　中痛　道赤散加知柏以清龍雷之火
地髓湯　治瘀血成淋　杜牛膝　絞汁燉温入射香少許空心服
地黃丸加蓮鬚芡實麥冬遠志　治精濁

小便不通

膀胱者州都之官津液藏焉氣化能出又三焦者決瀆之官水液出焉可見膀胱但能藏水必待三焦氣化方能出水若心經移熱于小腸侵及膀胱水液衰耗或尿急強制不解水氣上逆不能下行皆能令小便不通亦有寒氣客于胞中水寒冰凍而不通者有脾虛氣陷不能升舉而不通者有肺虛不能生水輸化失職而不通者更有痰氣閉塞下竅不利而不通者各審其因而治之若見小腹脹滿氣逆喘急湯水入口即嘔上不得入下不得出致成關格即難治矣

道赤散　治熱閉或瞿麦萹蓄車前滑石甘艸山梔木通灯芯之類

生地　木通　甘草　車前　茯苓　黃芩　滑石甚加黃連

五苓散　治寒閉　甚者金匱腎氣丸

補中益氣湯　治脾虛　本方加茯苓澤瀉車前

生脉散　治肺虛　本方加桑皮甘艸地骨茯苓車前紫菀五子麦冬三味人參一味神効

道痰湯　治痰閉　本方加車前茯苓

牛膝湯　治瘀血　牛七歸尾黃芩琥珀

外治法　熱用田螺一箇打如泥入射香少許罨臍上以蛤蜊殼合之綃紮定少時即通　寒用葱擣去汁作餅臍內先填射香

腎水涸而心火傷人參丹皮生地王柏知母茯苓大効

不渴而小便閉者熱在血分滋腎丸王柏知母肉桂

少許將餅蓋上以熨斗火熨之覺得熱氣透入即便必得大去一次方可歇手　小腹脹滿小便不通痛甚用猳鼠糞一百粒葱白及黃柏知母三分肉桂三分神効　小便頻而莖内痛者必大府熱秘水液只就小腸出則大府愈加燥渴此因強忍房事有瘀腐壅于下焦故不通而作痛牛膝草薢兩許煎服

關格

關格者脉名也[illegible]脉人迎四倍曰關關者陰盛之極天氣不得下通故下絶小[illegible]通大于氣口四倍曰格格者陽盛之極地氣不能上行故上為嘔逆若人迎與氣口俱盛是既關且格必小便

不通旦夕之間陡增嘔惡此因濁邪壅塞三焦正氣不得升降所以關應下而小便閉格應上而生嘔吐陰陽閉絶一日即死最為危候宜二陳湯加防風桔梗探吐後以二陳湯加檳榔大黃只殼厚朴木香木通杏仁澤瀉降之若上不得吐下不得通憒憒無奈頭汗不止者死至于尋常腹痛二便不通而嘔吐其脉沉靜不緊盛倍大者非關格也乃痰食之症宜二陳湯加白芥子山查枳實青皮治之

遺尿

小便自遺者何當責之肺腎兩虛蓋肺主氣化水道行為虛則不

能約束故遺而不覺也人腎主五液開竅于二陰虛則失其閉藏之令烏得而不遺雖欲堅忍不能也大抵虛寒者多屬熱者少若見于老人須溫補其腎若因勞發熱而遺者兼補脾肺若肝虛火旺陰挺不收而遺者兼補肝清火尤須養氣省勞節飲始得

柴胡清肝飲加麦冬當歸白芍五味　治肝火

補中益氣湯加白芍五味益智仁　治脾肺氣虛

地黄丸去茯苓澤瀉加益智五味牡礪鹿角霜兔絲子芡實蓮鬚

老人患此加巴吉附子鹿茸　治腎氣虛寒　八味丸最効

大便閉

閉結之症總由液津液衰耗而致有熱閉傷寒熱邪傳裏津液被刼腸胃枯澁艱于推送三承氣湯視症之輕重下之有冷秘重陰固結津液不流八味地黄湯温之有寔秘恣啖肥甘炙煿火藴于中耗其津液木香檳榔丸加歸身潤之有虚閉飲食勞倦脾氣受傷升降失職不能傳送補中益氣湯治之有風閉風搏肺藏傳于大腸血液内耗四物湯加防風蘇子麻仁滋陰之有氣閉氣不升降穀氣不行多噫蘇子降氣湯加只壳檳榔疎解之更有老年精血枯槁産後陰血暴亡及發汗利小便病後血氣未復者總以八珍湯倍當歸加肉蓯蓉補養之使氣血充旺則閉自通切勿用峻

利之藥以貽後患

人乳牛膝常服甚妙　或猪油熬淨白蜜熬熟二味和匀白湯調服四五錢最能潤腸胃滑利而不尅伐久用永無秘結之患

目

目為肝之竅揔言之也五輪各有所屬析言之也瞳神屬腎黑珠屬肝白珠屬肺兩眥屬心上下胞屬脾目得血而能視探其本也有酷嗜辛辣熇炙熱積于胃風邪乘之遂攻于目因而兩胞俱腫赤爛多眵者有火氣薰肺經受風邪鬱遏不散白珠全紅痛不能開熱淚如泉者有房勞不節腎水枯竭使瞳神失養視物不明或散大細小淡白偏斜而成障者

五臟六府精華皆聚于目臟氣虧損血脈阻滯則目不明矣

有憂愁思慮肝火鬱結血脈不行精明失職成暴盲者至若病目血虛時行迎風流淚癢澁者有肉輪久受風熱赤爛収澁遂令拳毛倒睫者有心脾積熱血液瘀結兩胞生椒瘡粟粒者須鑱道之未可專以藥攻也目病不一當細察之惟内瘴諸症不痛不癢日漸失明務期省慮寡慾窮年靜養再加藥餌庶可復明

積熱當清火　連喬花粉苓連枳桔石羔丹皮山梔　熱甚加大黄利之

暴腫當散風　羌防荊芎芷前桑枳桔　淚多加蔓荊　腫甚加木通

暴盲當平肝　柴胡清肝飲

拳毛倒睫當理脾　外用竹片夹之并鋏去眼毛

生地　川芎　白术　茯苓　澤瀉　滑石　甘艸　赤芍

防風　荆芥

血虛當養肝　四物湯加麦冬甘菊丹皮　夏枯艸湯煎服

内障當滋水養血地黄湯加減　石决明枸杞當歸羚羊角甘菊

麥冬僊是要藥

耳

耳者腎之竅也腎水充足氣脈疎通則耳聦而能聽若腎水不足

邪火上壅或夾風痰循脉入耳所以蟬鳴鼓振風吼等聲甚則聾閉也法當審因而治虛則補之火則降之風則散之痰則利之又有暴怒氣衝以致一時壅閉者通其氣則愈矣又有熱積攻耳紅腫出膿者當清熱疎風可也

腎虛　六味地黃丸加龟板牛膝磁石

散風　小柴胡加防荆前胡　因暴怒柴胡清肝飲加味

清火　小柴胡加胆艸連喬王芩　膿耳同治

風熱　連喬艸決明羚羊角山梔黄芩薄荷赤芍荷葉梗

耳中流膿白龍丹　枯凡二兩東丹二錢半海螵蛸一錢龍骨二

分半射香水片各一分為細末綿紙條撚蘸膿水吹入少許即愈　紅腫疼痛兼流汁滴入即愈

旅花散　治耳中出膿　枯凡不乾胭脂不射香少許為末吹入耳内

鼻

鼻乃肺之竅肺經受邪鼻竅閉塞或流清涕屬風寒外鬱宜散之或流濁涕屬熱邪内蘊宜清之若痰熱上壅于腦黄濁從鼻流下如膿久而腥臭者名曰腦漏宜降火化痰若清而不濁者仍是風寒須祛痰散寒若寒已平熱者宜清火疎風兼而治之若一味辛散益增其熱純用寒涼反束其邪變症叠出矣又有準頭紅赤俗

名酒齇多因于酒熱傷肺也亦有不因酒而成者總屬肺熱故也
腦漏　涕清者從寒治涕濁者從熱治
因寒　參蘇散　因熱清肺飲　寒包熱瀉白散
辛夷散　治鼻淵　此方治清涕則可若治濁涕益助其熱不効
白芷　辛夷　蒼耳　薄荷　共爲末　加黄芩生地天冬麦冬
酒查鼻方　連翹四兩爲末臨卧服三錢
鼻孔生瘡名瘜肉　辛夷川芎防風木通細辛藁本白芷甘草升
麻爲末三錢茶調服　外用氷片吹鼻中
鼻癈壅塞不利由肺氣空虛火邪内攻宜清熱補肺

天冬　甘菊　生地　沙蒺藜　萸肉　北沙參　知母

玄參　薄荷

口舌

口為脾之竅舌乃心之苗心脾有熱則舌碎口爛生瘡甚則風熱上攻上腭暴腫垂下名曰懸癰熱結舌上復生一小舌名曰子舌脹舌下舌根腫硬名曰木舌木者强而不柔也此皆熱極所致也又肝熱口酸心熱口苦脾熱口甘腎熱口塩虛則淡肺熱口辣總宜清熱降火分經治之　凉膈散加減

玄參飲　舌上出血　槐花炒黃為末糝之　舌腫蒲黃研末塗之

重舌木舌以金汁塗之或頻頻服之更妙

玄參　大力　連翹　甘艸　桔梗　黄芩　黄連　生地
只殼　薄荷　山梔　灯艸
少陰之脉挾舌本舌强不能言當滋陰爲主地黄湯加麦冬玄參
石菖蒲之類上病下療之法也

齒

齒乃骨之餘腎主之上齦屬足陽明胃下齦屬手陽明大腸火約
腎虚則骨敗骨敗則齒動摇甚則脱落法宜補腎以培其根又有
熱毒積于腸胃𡚁風上攻以致牙床脹痛翕翕跳疼連腮俱腫甚
則齒縫出血或齦肉潰爛法宜疎風散火兼清腸胃之熱可也又

有食甘過多濕熱蘊釀化生小虫肉蝕痛不可忍者法宜取虫蓋熱盛喜飲冷風多喜飲熱虫痛不腫但只一齒作疼不撑寒熱當于此辨之

風熱　防風荆芥連翹石羔甘艸知母升麻桔梗黄芩

積熱涼膈散　牙根出血名牙宣清胃散加減

腎虛骨敗　六味地黄丸加兎絲子枸杞子

咽喉

喉為氣息之路咽乃運粮之途咽在後喉在前各自一脘不相犯也蓋飲食入胃道經于咽交界之處有肉一片如梅核狀名曰會

道
厭當飲食方嚥即遮蓋喉管故水穀下咽了不犯喉言語
從乎喉若當食言語會厭遮蓋不及嗆入水穀遂咳而上入于鼻
蓋肺氣通乎鼻也通則氣行閉則氣絶故咽喉者生死之関也經
云一陰一陽結謂之喉閉獨指手少陰心手少陽三焦不言他經
者何蓋心爲君火三焦爲相火二火獨盛則熱結正絡故腫痛且
速甚則一時閉塞而死他經未必如此暴烈也又有積熱上攻喉
之兩傍肉紅而腫名曰乳蛾一邊爲单蛾兩邊爲雙蛾若熱結于
内腫形于外且麻且癢喉腫而大者名纏喉風名雖不同要皆痺
炙厚味或憂鬱過度或色慾不節以致熱積日久水涸無以清之

夾風上攻而成此症微者可以辛散重者可以針刺惟急喉痹危在一時藥力難恃亦須速用長針或銀簪脚刺破紅紫腫處咯出毒血喉始得寬否則遂迴畏縮頃則不救又有喉間生瘡其肉爛陷久而不愈者此爲血虛血熱水不能制火沖逆于上少陰之脉循喉嚨惟壯水之主以鎮陽光斯得之矣亦有平日曾生楊梅結毒等症歸結于喉間而成癬者須問專家治之不在此例

大抵咽喉諸症最爲危急惟吐與刺令嘔去頑痰惡血庶得寬觧再消息用藥若至湯水不能下咽便無救矣亦有刺少商穴者

加味甘桔湯　咽痛主方

甘草 桔梗 山梔 連翹 防風 只殼 黄芩 生地
當歸 薄荷 燈心 山豆根 咽乾加麦冬花粉 痰甚加射
干瓜蔞竹瀝 生瘡牛蒡玄參 便秘大黄 虛火黄栢知母

喉癬方 治虛癆咽痛 仲淳定

川貝母（一錢，研去心） 大力子（一錢） 玄參（一錢半） 射干（一錢） 甘草（一錢半） 花粉（一錢） 生地（一錢）
天虫（不炒） 連翹（一錢） 竹葉（三十片）

阿膠鷄子黄湯 治少陰咽痛

阿膠 生地 鷄子黄 黑穞荳 元參

吹喉方 治乳蛾

元明粉（一錢） 硼砂（五分） 冰片（三厘） 雄黄（一分）

解毒雄黃丸　雄黃五錢 鬱金一兩 巴豆卅粒去油 共為末醋和丸黃豆大每服五七丸清茶下吐出痰涎立醒倘人昏憒研末灌之

中毒咽痛　甘桔湯加山豆根龍胆艸射干用土茯苓半斤濃煎送下牛黃二分

玄參升麻湯　元參　升麻　天虫　大力子　連翹　防風　黄芩　川連　桔梗　甘艸

聲音

聲音出于肺而通于喉肺者聲音之本喉者聲音之門也肺中無邪則聲音高朗若七情擾于中六淫傷于外致熱痰上壅或寒痰

開塞或勞嗽傷金肺虛不能納氣腎液不能上營聲音之本先已
撥矣此音瘂之所由起也若肺氣清而喉乾痰塞或喉管肉盛則
聲音雖出而不得清亮此又喉之故也欲清聲音須先清肺熱則
清之虛則補之乾則潤之痰則吐之無有不愈者也

瀉白散　治風熱鬱肺而音瘂　麻杏石甘湯　治寒包熱

桑白皮　地骨皮　甘草　馬兜鈴　玄參

清燥救肺湯　治秋燥傷肺而音瘂

桑葉　麦冬　石羔　杏仁　阿膠　羚羊角　川貝母

瓊玉膏　治虛火逼肺而音瘂

北沙参　生地

阿膠鷄子黄湯　治久嗽失音喉痺

阿膠　鷄子黄　麦冬　川斛　北沙参　生地　甘草

玉女煎　治虚火實火相間而音瘂

生地　石羔　知母　甘草

清寧膏　六味地黄丸　治癆嗽音瘂

腦漏

經云膽移熱于腦爲鼻淵夫髓者至精之物爲水之屬腦者至陽之物清氣所居今爲濁邪氣熱所干遂下臭濁之汁是火能消物

腦有所傷也或流濁涕或流黃水點點滴滴長濕無乾久則頭暈不已治以藿香湯天麻餅子如日久虛眩不已內服補中益氣湯六味地黃丸相間服之以滋化源始愈蓋腦為元神之府鼻為命門之竅人之中氣不足清陽不升故腦滲為涕也

奇受藿香湯

藿香連枝帶葉者五錢水一碗煎七分加豬膽汁一枚和勻食後適口服之至重者不過三服如此藥苦甚不堪服用藿香末一兩雄豬膽汁熬膏為丸每服二錢食後白滾湯送下亦效

補中益氣湯　六味地黃丸

腦漏神方　此方重價得之
白芷辛 前胡一兩 半夏　黄芩酒炒 黄柏鹽水炒 玄參各等分 蘇子　黄芪蜜炙
黄牛腦子各一兩研和末藥中
右各製完准共為細末入牛腦子研和酒調陳米粉為糊搗
和為丸每早白湯服四錢

梅核氣方　此方神効勿寫与人秘之
前胡二錢 海石一錢 甘草一錢 蘇子一兩 橘紅一錢 花粉一錢 只殼一錢 桔梗一錢
香附一錢 川貝一兩 為末玄明粉一兩泡湯拌前藥如餅餡洒乾再研
以茶匙挑舌上徐徐嚥下

痔漏

痔有九種牛奶雞心蓮花雞肝翻花蜂窠穿腸鼠奶外痔之名然不外醉飽入房厚味發熱負重致遠以致濕熱風燥流注肛門為腫為瘡也治法以凉血為主用槐角槐花生地佐以和血生血用芎歸桃仁行氣寬腸用枳殼清熱芩連山支滲濕黃柏防已滋潤燥麻仁大黃疎風秦艽荆芥下陷者升之防風升麻氣弱者補之人參黃芪氣不順和之木香檳榔其外治法須分內外痔生肛門之外痛甚者清之洗之頭大根小者線結之頭大根大者枯之內痔生于肛門之內有喚腸等法次存而行庶獲效也

痔有牝牡出血之異名而其實皆大腸積熱之所致用菖蒲銀花煎湯薰洗內服六味丸加減及國老散自然漸次消散若肛門之前腎囊之後腫脹出膿名曰懸癰又名海底漏最難收功若生于肛門之兩旁則曰臟毒較懸癰為輕耳總由腎水不足相火內爍庚金而致宜保養真元用藥扶持庶可延生

六味丸　加歸　芍　柏子仁　丹參　龜板　遠志　石斛

銀花十兩熬膏煉蜜丸淡鹽湯送四錢

國老散　甘草為末白湯調下一手

喉瘤生於喉旁形如圓眼血熱相裹此肺經蘊熱所致不可用力

針宜吹射香散服甘桔湯切忌多言耗氣有一人口内生肉毬有根線長五寸餘吐毬出方可飲食以手輕捻痛徹至心因用踈風降火藥每服加射香五分仍用射香散吹之三日根化而愈

瘰癧

瘰癧者肝病也肝主筋肝經血燥則經急而生瘰瘰多生于耳前後者肝之部位也宜消瘰丸消散之不可用刀針及敷潰爛之藥若病久已經潰爛者外貼普救萬全膏内服消瘰丸或逍遥散自無不愈更宜戒惱怒斷煎炒及發氣閙氣諸物免致膿水淋漓漸成虚損

選方

主方　諸痔初發

當歸　生地　只殼　連翹　槐角　升麻　黄芩　黄栢

黄連　廣皮　荆芥　防風　地榆　大便結加酒大黄

提肛散　治久痔氣虚肛門下墜脱肛便血　川芎　當歸

白术　人参　黄芪　廣皮　甘草　升麻　柴胡　黄芩

黄連　白芷

痔瘡堅硬作痛用冰片一分熊胆一分為末將田螺一箇挑起螺

蓋入藥在内平放片時待其水出用羽毛掃痔上立愈

痔瘡腫痛 大黃二兩 朴硝二兩 煎湯薰洗

痔瘡成漏有管流膿皆因氣血虧損熱毒鬱結使營衛運行而失其職也服推車客散

棗仁炒 遠志 山甲 骨皮 枳殼 側栢葉 蒼朮 槐角 貫仲酒拌 蝟皮煅 地丁草 為末酒下三錢一月後加推車客末三分即蜣螂虫管自推出出者快剪剪去

栢膠丸 內消痔漏

廣膠蛤粉炒 槐角末四兩 黃連 栢葉兩 雄黃七錢 硃砂 小茴本 熊胆本 為末蜜丸白湯送三錢痛甚加乳香沒藥各三錢

消瘰丸　此方奇効治愈者不可勝許
元参蒸　牡蠣醋煅　川貝母去心各四兩　為末粢丸每服三錢白湯下

瘿生乳液下曰馬刀生頸之兩旁為俠瘿馬刀蛤蠣之屬症形似之俠瘿發於結瘿之處二瘤一在頸一在腋下常相聯絡故俗名歷串皆胆經過脉之處以胆為甲木為初陽性宜舒暢若人情志不伸則甲胆之氣内鬱常生此病覩今人患此者必成勞瘵之病

桃蝎散　治憂思鬱結痰留氣滞乃生瘰瀝用大全蝎廿一枚胡桃廿一箇胡桃劈開去肉入全蝎在内扎緊火内煅存性各用

一枚爲末臨卧陳酒送下神効

内科辨症用藥法不分卷

〔明〕秦昌遇撰　〔清〕佚名輯補

清抄本

内科辨症用藥法不分卷

本書爲中醫内科著作。秦昌遇（約一五四七—一六二九），字景明，號廣野道人，又號乾乾子。明代天啓間南直隸松江府（今上海）人。秦氏自學成醫，始以治兒科病著稱，後又精通内科，臨證治療多奇效。據《上海縣志·藝術》載：『昌遇少時多病，乃學醫，無所師承而遍通方脉，治兒科有神效，妙悟入微，爲人瀟灑自適，預知死期，年六十餘卒。』他與同時代名醫王肯堂、施笠澤、李中梓、喻嘉言交往甚篤，且經常與之進行學術交流或探討，是當時著名的臨床大家。據本書卷尾題『大方折衷卷之終』，可知此書爲明代名醫秦景明撰著的《大方折衷》。經與《御醫秦景明大方折衷》一書相比對，收載病證更加豐富，且二書内容可以互補。全書按疾病分章，列有中寒至脱肛七十八個病證，大多爲内科雜病，附有眼科、咽喉口齒科病證，每個疾病下按照大意、内因、外候、治療大法、脉候、治方等部分列述。除作者自身經驗外，書中還援引了《蘭室秘藏》《活法機要》《丹溪心法》《奇效良方》《古今醫統大全》《玉機微義》《名醫雜著》《古今醫鑒》《醫學正傳》等醫書。此書未曾刊刻，僅以抄本流傳。

內科辨症用藥法

金山春甫

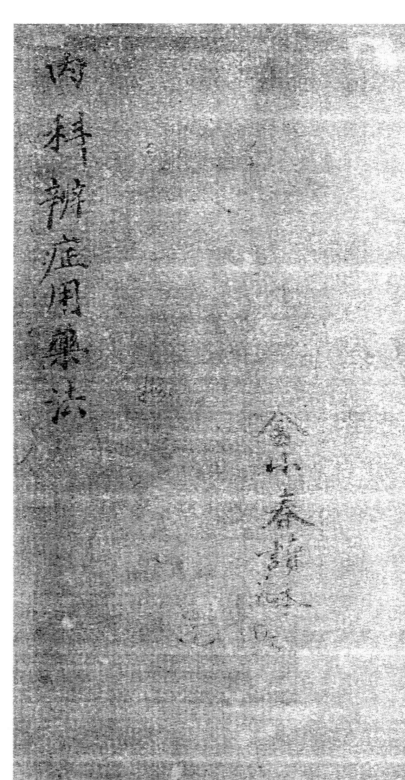

風
中寒 一
湿病 三
燥病 の
火病 五
氣病 六
血病 七
ナハ病 八
中暑 二
鬱病 九
傷寒 十
傷風 十一
瘟疫 十二
内傷 十三
傷食 十の
傷飲 十五
瘧病 十六
痢病 十七
霍乱 十八
暑霍乱 十九
咳嗽 廿
嘔吐 廿一
泄瀉 廿二
喘症 廿三
哮症 廿の
呃逆 廿五
呑酸 廿六
嘈雜 廿七
噎膈 廿八
関格 廿九
鼓脹 卅
痞滿 卅一
水腫 卅二
黄疸 卅三
積聚 卅の
癥瘕 卅五
痿躄 卅六

痹症 廿七
麻木 廿八
痛風 廿九
脚氣 四十
疝氣 四十一
癲狂 四十二
厥症 四十三
虫症 四十四
眩暈 四十五
頭痛 四十六

頭風 四十七
心痛 四十八
腹痛 四十九
腰痛 五十
脇痛 五十一
目痛 五十二
目疾 五十三
耳病 五十四
鼻病 五十五
口病 五十六

舌病 五十七
齒病 五十八
喉病 五十九
髮眉鬚 六十
虛損 六十一
癆瘵 六十二
吐血 六十三
血症 六十五
汗症 六十六
怔忡 六十七

健忘 六十八
虛煩 六十九
三消 七十
遺精 七十一
夢遺 七十二
淋病 七十三
小便不通 七十四
小便不禁 七十五
轉胞 七十六
秘結 七十七
脫肛 七十八
眼科

之即正　或大便秘結用四物三化等微利之一丑日一去可也眞元漸復邪氣未全除者用大防風湯羌活愈風等湯出入加减調治　或不語加菖蒲遠智　或心神恍惚加黄連遠志菖蒲　或心中動揺驚悸加茯神酸棗　若中風是醒能言能食惟身体不遂意則攣倦緩則軃曳經年不愈者加减地仙丹服常　若人初覺大指次指麻木不仁或手足少力或肌膚微掣此中風之先兆也三年内又有中風之患先服愈風湯　各一料以防之

中寒章 附陰毒

中寒大意

丹云、中寒有卒中天地之寒氣○

中寒内因

大全云多由氣体虚弱之人或調護失宜衝任道途一時為寒氣所中

中寒外候

大全云昏不知人口噤失音四肢僵直攣急疼痛

寒中三陰經分

机要云寒中太陰則中脘疼痛寒中少陰則臍腹痛寒中厥陰則小腹至陰疼痛

中寒死症

如極冷唇清厥逆無脉舌上捲縮者須臾即死

治寒大法

丹溪曰中寒之人乘其膚腠開豁一身受邪難分經絡無熱可發温補自解

按中寒丹溪謂若不急治去生甚速外有陰毒症亦相似但王海藏論陰毒謂三二日間或可起行則知陰毒尤緩

脉法

遲緊為寒又寒則緊弦又濇遲沉細為寒又脉小實而緊者病在内冷又寸口脉遲上焦有寒脉緊寒之寔也關脉遲胃中寒尺脉遲濇寒在下焦

治法

急救法

倉卒之際難分經絡急煎姜汁熱湯各半盞灌之更用葱餅熨臍下并艾灸氣海關元二三十壯取脉漸漸應手及手足温煖者生主以理中

湯加半夏苍术陳皮厚朴藿香茯苓等　如腹痛甚加吴茱萸　嘔吐加丁香　極冷唇青無脉卵縮者加附子　或陰極發躁水中頓冷服之

陰毒

活人書括云陰毒之症初受病時所感寒邪深重致陰氣独盛或汗吐下後變成陰毒六脉沉微

腹中絞痛或自下利四肢沉重咽喉不利虚汗嘔逆唇青面黑手足厥冷身如被杖短氣不得息此陰毒之候三日可治四五日不可治先服陰毒甘草真武等湯次灸氣海関元二三百壯或葱餅熨臍以下手足温和脉息漸應為效

暑病章

暑病大意

賈元良曰、暑者相火行令也、夏月人感之、自口齒而入、傷心胞絡之經。

中暑中熱

張潔古曰靜而得之為中暑、動而得之為中熱、中暑者陰症、中熱者陽症、

東垣曰、暑熱之時無病之人、或避暑納涼于深堂大廈得之者、名曰中暑、其病必頭痛惡寒、身體拘急肢節疼痛而煩心、肌膚大熱無汗為房室之陰寒所遏、使周身陽氣不得伸越也、若行人或農夫于日中勞役得之者名曰中熱、其病必苦頭痛、發躁熱惡熱、捫之肌膚大熱、必大渴引飲、汗大泄、無氣以動、乃天熱外傷肺氣、

傷暑冒暑

繩墨云傷暑者由其暑熱勞傷元氣之所致也其候日間發熱頭痛眩暈躁亂不寧無氣以動亦無氣以言或身如針刺小便短赤冒暑者其人元氣充实但不辞辛苦暑热冒於肌表而復傳于裏以成暑病也其候腹痛水瀉口渴欲飲心煩燥熱胃與大腸受之

春夏養陽

王冰云春食凉夏食寒所以養陽也

丹溪曰世言夏月伏陰在内此陰字有虛之義若作陰冷者其誤甚矣或曰以手捫腹明知其冷而何曰人之腹屬地氣于此時浮于肌表散于皮毛腹中之陽虛矣如子曰一陽主寅月三陽升此氣之升也巳月六陽生陽盡出于地之上矣此氣浮也

治暑大法

壽效良方云暑乃六淫中無形之火大率以五行中有形之水制之按潔古云中暑者陰症此則非暑傷人乃因暑而自致之病王安道所謂自當同秋冬即病陰症傷寒處治矣其云中熱者陽症復又有輕重之分故有昏迷卒倒于道途者此中之重也或頭痛噪熱渴飲泄汗者較之卒倒尤少緩焉二者皆中熱也又繩墨論傷暑者謂暑毒有傷元氣矣冒暑者則暑熱雖于而元氣未甚傷焉以是知大順散等為劑之溫在中暑可用黃連香茹等為劑之冷在中熱宜施清暑益氣等湯傷暑病兼五苓益元散等

脉法

内經云脉虛身热得之傷暑又或浮大而散或弦細而芤遲

治法

急救法

道途卒倒急扶在陰凉乾處掬道上热土放臍上撥開作竅令人尿于其中後用生姜或蒜嚼爛以热湯或童便送下外更用布蘸热湯熨臍下

主以黄連香茹飲加陳皮甘草扁豆等治中热或黄連解毒大金花湯以十味香茹或清暑益氣等治傷暑以五苓益元等治冒暑中暑者陰症自當用大順等温藥

暑風 附

奇効良方云暑風乃暑热亢極火盛金衰木無以制正邪相拒肝閉于

外痰欝于内風勢妄行脾必受邪故手足陽為動揺内擾神舍志識不清而瞀悶無所知矣　但清時令之火則心經之熱亦泄金清氣行則木邪有制而風不作開欝悶之痰則神識氣寧　慎勿以風藥治之治以薫化用黄連香茹飲加羗活主之

湿病章

湿病大意

奇効良方云湿者土之氣土者火之子故湿病多自熱生蓋火熱能生土湿也

丹溪曰六氣之中湿熱為病十居八九

湿病内因

醫鑑云有從外感而得之者有從内傷而得之者

若居處卑湿與道途衝風冒雨或動作辛苦若汗出沾衣皆湿從外感者

若恣飲酒漿多食柑橘瓜菓皆湿從内傷者

湿病外候

辯疑云湿之中人 入皮膚為頑麻 入氣血為倦怠 入肺為喘滿 入脾為湿痰腫脹 入肝為脇滿而肢節不利 入腎則腰疼膀痛身如板夾脚如砂墜 入腑則麻木不仁 入臟則屈伸不能而肢体強硬

抑此時蔵府氣血為患耳至若兼風挟寒夾火变症不可勝計如吐瀉水腫腹脹脚氣自汗盗汗積飲停痰陰汗陽癢木疝癩疝為痔為病

滿為濁為淋為腫為痛為疸為黃或躰重頭痛或膿潰瘡瘍或痢下赤白或噯氣呑酸奚可一二言也

濕病戒

傷寒論凡濕家不可大下。下之額上汗出微喘小便利者不治下利不止者亦不治。

治濕大法

治法宜理脾清熱利小便為上。故治濕不利小便非其治矣。上宜微汗而解濕。在中下宜利小便使上下分消其濕。

脉法

脉經云脉沉而緩沉而細微緩者皆中濕。脉浮風濕脉大或浮虛而濇者皆

寒濕脉来滑疾身熱煩喘胸滿口燥發黄者湿熱肺滿而動湿熱爲痛之

治法

主以四苓散若　挾風加羌活防風秦艽蒼朮挾寒加乾姜附子肉桂　挾火加黄芩黄連梔子　在上加麻黄杏仁等汗之　在下加滑石車前木通等利之

燥病章

燥病大意

原病式云燥之爲病血液津衰少而又氣血不能通暢

燥病内因

良方云或大病剋伐太過或吐利而津液頹亡或房勞致虚補塞燥結

食味过厚辛熱太多，皆能助火消陰而為燥。

燥病外候

良方云：在外則皮膚皴揭，在上則咽鼻焦乾，在中則水液衰少而煩渴，在下則腸胃枯涸，津不潤而便難。

治燥大法

良方云：治宜甘寒滋潤之藥，甘能生血，寒能勝熱，陰得滋而火殺，液得潤而燥降。

脉法

正傳云：脉緊而澁，或浮而弦，或芤而虚。

治法

主以四物湯加天门、知母等。　皮膚皴揭加秦艽、防風。　咽鼻焦乾加

黄芩黄連天花粉　煩渴加麥門冬天花粉　大便難加桃仁紅花或
麻仁郁李仁　痰盛加貝母瓜蔞仁枯芩　陰火壯加枸杞黄柏
按燥之為病陽有餘陰不足肺失清化之源腎乏滋生之本故乾瘦
癖消渴噎膈癆瘵煩燥筋攣瓦痓皮膚皴揭大便不通皆本于燥

火病章

火病大意

格致餘論云五行各一其性惟火有二曰君火人火也曰相火天火也
火内陰而外陽主乎動者也故凡動皆屬火

火病内曰

格致餘論云有知之後五者之性為物所感不能不動相火易起之性

厥陰之火相扇則妄動矣

火病外候

心法云凡氣有餘便是火。氣從左边發者乃肝火也。氣從臍下起者乃陰火也。氣從脚下起入腹如火者乃虛之極也。蓋火起于湧泉穴也。

五志火

玉机微議云大怒則火起于肝醉飽則火起于胃房劳則火起于腎悲哀動中則火起于肺。心為君主自焚則死矣。

火病死候

格致餘論云火起于妄變化莫測無時不有煎熬真陰陰虛則病陰絶則死

相火元氣之賊

丹溪云火與元氣不兩立一勝一負

治火大法

繩墨云君火從心相火從腎虛火從補實火從瀉君火正治相火從治

又火鬱當發有補陰火即自降又輕者可降重者則從其性而升之

又陰火盛者不可驟用涼藥必須溫劑

脈法

正傳云脈浮而洪數為虛火脈沉而實大為實火又男子兩尺洪大者必遺精陰火盛也

治法

主以三黄湯芩、如虛火加當歸生地知母麥冬、實火便堅者加本

黄芒硝　肝火加柴胡　胆火加龍胆草　大腸火加大黄　小腸火加木通　脾火加芍藥　胃火加石羔　膀胱火加山梔

玄参　或虚火盛極者以生姜湯與之若投氷雪正治立死（從治之法正理而無疑也）

氣痛章

氣病大意

内経曰百病皆生于氣也故怒則氣上喜則氣緩悲則氣消恐則氣下寒則氣收憂則氣泄驚則氣乱勞則氣耗思則氣結

人之正氣

績墨云陰陽之所以升降者氣也血脉之所以流行者亦氣也藏府之所以相養相生者亦此氣也盛則盈衰則虚順則平逆則病

氣病内因

正傳云五志之火無時不起五味之偏無日不傷是以釀成膠痰因積留滯于六腑鬱火邪氣充塞于三焦

又按氣非一端有七情氣有鬱氣有逆氣有怒氣有熱氣有冷氣有厥氣有痰氣有虛氣有中滿氣有腹脹氣各自不同

氣病外候

繩墨云氣之為病生痰動火升降無窮燔爍中外血液稽留為積為聚為腫為毒為瘡瘍膿潰為嘔為嗽為關格為脹滿淋瀝癃閉

凡氣為病各別

良医玉册云喜樂恐驚屬心胆腎過則耗散正氣怒憂思悲屬肝腎府

过則鬱結和氣耗散則怔忡健忘失志不足之症作鬱結則顛狂噎膈
腫脹疼痛有餘之症作

凡氣當更相治

悲可以治怒以愴惻苦楚之言感之喜可以治悲以謔浪褻狎之言娱
之恐可以治喜以迫遽死亡之言怖之怒可以治思以污辱欺罔之言
觸之思可以治恐以慮彼妄此之言奪之又曰火可以治寒寒可以治
火逸可以治勞習可以治驚

香燥宜暫用

玉机微義云若辛香燥熱之劑但可結滯氣沖快于一時以其氣久抑

女人多氣

正傳云、男子屬陽得氣易散女子屬陰遇气多鬱是以男子氣病常少女人氣病常多

治氣大法

醫鑑云、婦人宜調其血以耗其氣男子宜調其氣以養其血

脉法

脉理玄要云、下手脉沉便知是氣沉極則伏濇弱難治

治法

主以寬中散方、 如脇滿加紫蘇大腹皮香附厚朴 鬱氣加撫芎香

附、氣盛以食加山查麦芽、過氣加藿梗、 怒氣加青皮、 冷氣加

木香 虛氣加人參 氣腫加大腹皮五加皮

血病章

血病大意

内經曰心主血肝納血脾裹血玉机微義云血盛則形盛血弱則形衰神靜則陰生形動則陽亢

血原五臟

玉机微義云生化于脾總統于心藏受于肝宣布于脉施泄于腎

血榮周躰

内經云目得血而能視耳得血而能聽手得血而能握掌得血而能拇足得血而能步臓得之而能液腑得之而能氣

陰陽難成易虧

格致餘論云人年四十陰氣一半而起居衰矣必女子十四而經行男子十六而精通（此处当有）……

格致餘論云人年四十陰氣一半而起居衰矣必女子十四而經斷
夫以陰氣之成止供給三十年之運用已先虧矣人之情慾無涯此難
成易虧之陰氣若之何而可以縱欲也

血症變遷

玉机微義云妄行于上則吐衄衰涸于外則虛勞妄行于下則便紅晋
热勝胱則溺血滲透腸间則為腸風陰虛陽搏則為崩中热極腐化則
為膿血火極似水血色紫黑热勝于陰則為瘡瘍蓄之在上令人喜妄
蓄之在下令人喜狂墮恐跌朴則瘀悪内凝

陰虛血錯經妄行

陰陽難成易虧

格致餘論云人年四十陰氣一半而起居衰矣必女子律十凡而經斷夫以陰氣之成止供給三十年之運用已先虧矣人之情慾無涯此難成易虧之陰氣若之何而可以縱欲也

血症變遷

玉机微義云妄行于上則吐衄衰涸于外則虛勞妄行于下則便紅畨熱膀胱則溺血滲透腸間則為腸風陰虛陽搏則為崩中熱極腐化則為膿血火極似水血色紫黑熱勝于陰則為瘡瘍蓄之在上令人喜妄蓄之在下令人喜狂墮恐跌仆則瘀惡內凝

陰虛血錯經妄行

繩墨云、從肺而溢于鼻者為衄血、從胃而逆于口者為吐血、從腎而夾于嚥者為咯血、從嗽而来于肺者為咳血、又痰涎血出于脾、暴怒血出于肝、嘔吐血出于胃、房勞血出于腎、

治血大法

内経曰、陽旺則陰生、又血脱益気、正傳云、血虚者、須以參蓍補之、陽生陰長之理也、

按斯治法、特指肝経血少耳、若腎経陰虚而為咳吐唾咯出血者、參蓍豈可擅用也、又直指云、心為血之主、肝為血之藏、肺為気之主、腎為気之藏、今日苟知血之出于心、而不知血之納于肝、知気之出于肺、而不知気之納于腎、用藥模稜、往往南轅而北轍矣、是以治気血

者久必當尋其藏

脉法

脉经云、脉浮諸澁濡弱為亡血、又脉芤為失血、澀為少血、尺脉滑而疾為血虚、脉弦而緊脇痛藏傷有瘀血、大率脉滑而小弱者生、实大者死

治法

主以四物湯、或挾氣虚加參蓍、若血滞加桃仁紅花蘇木血竭牡丹皮、若血崩加蒲黄阿膠地榆百草霜棕櫚灰、若血痛加乳香没藥五灵脂凌霄花、若血虚加肉從蓉鎖陽牛膝枸杞益母草敗龜板若血燥加乳酪血液亦用之、血寒加乾姜肉桂、血熱加生地玄參

痰病章

痰病大意

明醫雜著云：痰屬濕，乃津液所化。繩墨云：行則為液，聚則為痰，流則為津，止則為涎。又云：百病中多有兼痰者。

按：痰類不一，有懸飲、畱飲、支飲、痰飲、溢飲、伏飲、風痰、熱痰、濕痰、酒痰、食痰、氣痰、味痰。

痰病內因

三因方云：人之痰由榮衛不清，氣血濁敗，凝結而成也。內則七情所亂，外則六淫侵冒，或飲食過度，色慾無節，運動失宜。

痰病外候

丹溪云：痰之為患，為喘，為咳，為嘔，為泄，為眩暈，心嘈怔忡，驚悸，為寒熱痛腫

為痞膈為壅塞或胸脇間轆轆有声或背心一片常如氷冷或四肢麻痺不仁
明醫雜著云或吐咯上出或凝滞胸膈或留聚腸胃或客入經絡四肢

痰隨氣遊行周骵

隨氣升降遍身上下無處不到

痰病久必津液枯

養生論云津液既凝為痰為飲不復回潤三焦故口燥咽乾大便秘結
面如枯骨毛髮焦槁婦人則月水不通

痰有新久輕重之殊

雜著云新而輕者形色清白稀薄氣味亦淡久而重者黃濁稠粘凝結
咳之難出漸或惡味酸辣腥臊鹹苦甚則帶血而出

虚弱痰不可尽攻

丹溪曰凡虚弱人中焦有痰胃気亦頼所養。卒不可便攻，攻之尽則愈虚。

利藥不可过用

丹溪曰，治痰用利藥过多致脾胃虚則痰反易生矣

凝痰寒痰宜用温藥

王機微義云，久痰凝結膠固不通，狀若寒凝，不用温藥引導，必有拒格之患。有風寒外束痰気内鬱者，不用温散，何以開鬱行滞

治痰大法

王綸曰，治法痰生于脾胃，宜実脾燥湿，又隨気而升，宜順気為先，分導次之。又気升属火，又熱痰則清之，湿痰則燥之，風痰則散之，鬱痰則開

之積痰則軟之食積痰則消之在上者吐之在中者下之此活治也

脉法

要略云脉偏弦者飲也又脉浮而細滑者傷飲又脉沉而弦者傷飲内痛又左右関脉滑大者膈上有痰

治法

主以二陳湯　如風痰加南星白附天麻姜蚕牙皂　寒痰加麻黄細辛　熱痰加黄芩黄連山梔　湿痰加蒼朮白朮　血虚有痰加知母貝母天门冬麦门冬　氣虚有痰加人参白朮　食積痰加山查麦芽枳實　老痰加海石瓜蔞霜連翹　又痰在脇下非白芥子不能達痰在皮裏膜外非竹瀝姜汁不可攻　痰在腸胃間可下而愈　痰在四

肢非竹瀝不開　痰結核在咽喉中乾燥不能出用軟堅藥化之在膈上必用吐法　氣滯者難治

凡平人頭面頸項身中有結核不痛不紅不作膿皆為痰注宜用海石瓜蔞霜貝母連翹芽蛤粉正用

鬱氣章

鬱病大意

丹溪云氣血冲和百病不生一有拂鬱諸病出焉

鬱病内因

醫鑑云鬱者結聚而不得發越也當升不得升当变化不得变化也

七情鬱

錢氏方論云飲食居處暴樂暴苦始樂後苦皆傷精氣先富後貧病曰失精先貴後賤雖不中邪病從内生名曰脫營身體日減氣虛無精

丹溪論云鬱相因

丹溪曰氣鬱而湿滞湿滞而成熱熱鬱而成痰痰滞血不行血滞則食不消化矣

六鬱以必变病

丹溪曰熱鬱而成痰痰鬱而成癖血鬱而成癥食鬱而成痞滿

内経論五臟鬱

内経曰木鬱達之火鬱発之土鬱奪之金鬱泄之水鬱折之

按内経論鬱者言藏氣也丹溪論鬱者言病氣也二者均非憂愁思慮之鬱也至錢氏論深達鬱之情然倂鬱亦甚難

治鬱大法

正傳云治法皆當以順氣為先消積次之故藥多用香附撫芎之屬張子和曰木鬱達之謂吐之令其條達火鬱發之謂汗之令其疎散土鬱奪之謂下之令無壅礙金鬱泄之謂滲泄解表利小便水鬱折之謂折之制其衝逆此治五鬱之大要耳

脉法

正傳云脉多沉伏鬱在上則見于寸鬱在中則見于關鬱在下則見于尺又或結或促或代又氣血食積痰飲一有留滞于其間脉必因之而止節矣

治法

主以越鞠丸　如湿鬱加茯苓白芷　熱鬱加青黛山梔　痰鬱加海

石南星瓜蒌仁　血鬱加桃仁紅花　食鬱加山查麦芽　七情鬱雖用蒼朮撫芎開提其氣、尤必病人自養何如

右按六气四因為百病要領故提之于首端後雖変症無窮、大約無越于斯也

傷寒章

傷寒大意

傷寒論云冬時嚴寒萬類深藏君子固密則不傷于寒觸冒之者乃名傷寒

傷寒変温変熱

傷寒論云、冬而即病名曰傷寒不即病者寒毒藏于肌膚至春変為温病至夏変為暑病

傷寒六経見症

活人書括云太陽則頭痛身熱脊强陽明則目痛鼻乾不眠少陽耳聾脇痛寒熱嘔而口苦太陰腹滿自利尺寸沉而津不到咽少陰舌乾口燥厥陰煩滿囊拳

七日後瘥疪

内經曰七日太陽病衰頭痛少愈八日陽明病衰身熱少歇九日少陽病衰耳聾微聞十日太陰病衰腹減如故則思飲食十一日少陰病衰渴止舌乾已而嚏十二日厥陰病衰囊縱少腹微下

發表攻裏誤

傷寒論云桂枝下咽陽盛則斃承氣入胃陰盛乃亡誤用麻黄令人亡陽誤用承气令人大便不禁陰盛陽虚汗之即愈下之即死陽盛陰虚

下之即愈汗之即死

治傷寒大法

活人書括云、一二日可発表而散三四日宜和解而痊五六日便實方可議下七八日不解又復再傳

脉法

雖经曰傷寒之脉陰陽俱盛而緊濇又寸口脉浮而緊浮則為風緊則為寒浮濇而緊為傷寒

治法

主以九味羌活湯　冬月加麻黄　胸飽悶加枳殻桔梗　咳嗽加前胡杏仁桑皮　兼食滞加枳实厚朴山査芎　如傳经至陽明主葛根

解肌湯　至少陽小柴胡湯　至太陰桂枝大黄湯　至少陰厥陰並用三承氣看緩急而下此傷寒傳六經之正藥也若大交症臨時消息

兩感附

傷寒家秘云太陽與少陰病頭疼惡寒邪在表口乾而渴邪在裏陽明與太陰病身熱目疼邪在表不欲食腹滿邪在裏少陽與厥陰病耳聾脇疼寒熱而嘔邪在表煩滿囊縮邪在裏

内經曰傷寒熱雖甚不死若兩感于寒者則不免于死矣難經曰内外兩感臟腑俱病欲表之則有裏欲下之則有表表裏既不能一治故云兩感不治

醫學入門云治當審其表裏虚實緩急何如如表裏俱急者用大羌活湯主之如陽症陽経先受病身体痛而不利者為表急以葛根麻黄發

表後以調胃承氣湯攻裏如陰症陰經先受病身體痛而下利不止為裏急先以四逆救裏後以桂枝救表陰陽未分者冲和湯探之○

按此治法蓋不忍坐視而欲覩其萬一之可活也

傷風章

傷風大意

繩墨云傷風之病或頭疼項強肢節煩疼或眼脹肌熱嚏嘔鼻塞或頭眩声重咳嗽有痰或自汗惡風心煩潮熱

傷風與傷寒六經傳變同

三因方云傷風在經絡中循經流注以日傳變與傷寒無異○但寒泣血故無汗惡寒風散氣故有汗惡風

治傷風大法

傷寒家秘云氣屬陽風屬陽〻則從陽故傷衛氣陽主開泄皆令自汗故用桂枝湯辛甘温之劑以实表

脉法

脉浮而大者為風又太陽脉浮而緩者為中風

治法

主以九味羌活湯　冬月加桂枝　如傳經变症用藥與傷寒同法

按傷風有輕重之別如頭痛身熱項强自汗悪風者傷之重也止鼻塞声重者為傷之輕

瘟疫章

瘟疫大意

龐安常曰、疫氣之發、大則流行天下次則一方次則一鄉次則偏著一家

疫病内因

傷寒論云、春時應暖而復大寒、夏時應熱而反涼秋應涼而反熱冬應寒而反温是以一歳之中長幼之病多相似者

疫病外候

醫鑑云使人痰涎壅盛煩熱頭痛身疼憎寒壯熱項强睛疼甚至声啞或至赤眼口瘡大小腮腫喉痺風壅噴涕咳嗽稠粘者

治疫大法

正傳云、切不可作傷寒症治而大汗大下但当從乎中治而用少陽

明二经藥加減和治之殊為切當

脉法

雖経云瘟病之脉行在諸経不知何経之動也醫學權輿云沉濇細小則死洪大有力則寧態氏曰瘟疫症亦分陰陽六経與傷寒無異當審其病在何経隨其所在以治之

治法

主以敗毒散如見六经症亦當隨经施治見少陽小柴胡加羌活防風見陽明升麻葛根湯二経兼者二方合服若入太陰経無熱症見而腹痛瀉者用理中湯明日疼瀉止仍用小柴和之若入少陰厥陰用陰症傷寒傳经法治之或發黄小柴胡合茯苓滲湿湯發疸

便実者用大柴胡湯大便利者三黄石膏湯

内傷章

内傷大意

雑著云、人惟飲食不節起居不時損傷脾胃

按胃損則能納脾損則不能化脾胃俱損納化皆難元気漸憊百邪易入

内傷内因

辯惑論云、其源皆由喜怒過度飲食失節寒温不適労役所傷脾胃有傷中気不足陰火獨旺上乗陽分故栄衛失守諸病生焉

内傷外候

辯惑論云、頭痛悪風寒身熱而煩気高而喘及短氣口不知味怠惰嗜

卧四肢不收無氣以動亦無氣以言

内外傷辯

東垣曰外感則寒熱齊作而無間内傷則寒熱間作而不齊外感惡寒雖近烈火不除内傷惡寒得就温暖即解外感惡風乃不禁一切風寒内傷惡風惟惡些小賊風外感症顯在鼻故鼻息不利而擁盛有力内傷症顯在口故口不知味而腹中不和外感則邪氣有餘發言壯厲且先輕而後重内傷則元氣不足出言懶怯且先重而後輕外感手背熱手心不熱内傷則手心熱手背不熱外感頭痛常常有之且須傳裡方罷内傷頭痛有時而作有時而止

論飲食勞倦二者傷脾

滯洞云脾主飲食而四肢亦屬脾故飲食失節勞役四肢皆能傷于脾耳

飲食傷又與勞倦傷不同

滯洞集云勞倦傷誠不足矣飲食傷尤當于不足之中分其有餘不足大飢餓不飲食胃氣空虛此為不足有餘食自倍而停滯者胃氣受傷此不足之中兼有餘

治内傷大法

脾胃論云惟當以辛甘溫之劑補其中而升其陽甘寒以瀉其火則愈大忌苦寒之藥損其脾胃

按此專治内傷法 亦有物滯氣傷必補益消導兼行者亦有物暫滯而氣不甚傷宜消導獨行不須補益者亦有既停滯而復自化不

須消導、但當補益者或亦有不須補益者

脉法

辨惑論云、右手氣口脉、大于人迎一倍、傷之重者、过在少陰則兩倍、太陰則三倍、此内傷飲食之脉、右寸氣口脉、急大而耗、時一代而澁、此飲食失口勞役过甚大虛之脉也、右関脾脉大而數、數中顯緩、時一代也、此不甚勞役之脉、右関胃脉損甚弱、則隱而不見、但内顯脾脉之六數、微緩、時一代、此飲食不節寒温失所之脉也、右関脉沉而滑、此宿食不消之脉也

治法

主以補中益氣湯、若挾外邪、當從六經所見之症加減用之　痰挾加半夏竹瀝姜汁　頭痛加蔓荊　頂痛加細辛藁本　心下痞滿加

黄連芍薬　腹脹加枳実厚朴　腹中痛加芍薬　臍下痛加熟地
胸中滞気加青皮　或大便閉澁加當帰尾

傷食章

傷食大意

内経曰飲食自倍腸胃乃傷

傷食内因

雑著云惟人飲食豈能一一節調或有一傷脾胃便損飲食減常元気漸憊矣

傷食外候

巣氏病原云傷食令人腹脹気急胸膈痞塞噦酸噫敗卵臭特復増寒壮熱或頭痛如瘧之状又嘔吐悪心々腹絞痛又或泄瀉悪聞食気

經宿不消

巢氏病原云宿谷未消新谷又入脾氣既弱故不能磨之則經宿而不消也

治傷食大法

玉策云在上者未入于胃是乃暴傷可吐之如不可吐則消導之在下者已入于胃則為久滞是宜下之又傷冷則用乾姜巴豆之類傷熱則用黃連大黃之屬

脉法

内經云食傷太陰厥陰寸口大于人迎兩倍三倍者難經云上部有脉下部無脉其人當吐不吐者死

治法

查芩麯蘗 麥

主以保和丸　如肉食傷加草菓　麵食傷加神麯　水菓生冷傷加乾姜呉茱萸　夾氣加木香烏藥只壳　甚加三稜蓬朮兵郎　挾外邪加羌活防风葱白

傷飲章

傷飲大意

内経曰、因而大飲則氣逆。形寒飲冷則傷肺

酒病爲害

醫鑑云傷之則嘔吐痰逆。心神煩亂。胸膈痞塞。手足戰掉。飲食減少。小便不利。

酒病不可下

秘藏云酒者大熱有毒。氣味俱陽。已傷元氣。而復重瀉之。況亦損腎真

陰。及有形陰血。俱爲不足矣

治傷飲大法

秘藏云若傷之。止当発散汗出則愈矣。其次莫如利小便。二者乃上下分消其湿耳。

治法

主以四苓散加黄連天花粉山梔乾葛芽。或胸膈痞悶加枳実厚朴。腹痛而瀉下黄赤者加芍薬黄芩。噦嘔加竹茹生姜。痰甚加黄芩貝母或半夏。飲酒人発熱者難治不飲酒人因酒発熱者亦難治癒

趙以德治酒人発熱用枳矩子而愈。一名只椇以此木作屋柱令一室之酒味皆淡薄矣

瘧疾章

瘧疾大意

内經曰、先寒後熱者、名曰寒瘧、先熱後寒者名曰温瘧、但熱而不寒者名曰癉瘧、

右按瘧類不一、有寒瘧、温瘧、瘴瘧、温瘧、痎瘧、肝瘧、心瘧、脾瘧、肺瘧、腎瘧、疫瘧、鬼瘧、瘴瘧、食瘧、勞瘧、種〻不同

瘧病内因

三因方云、外感四氣内動七情飲食飢飽房室勞逸皆能致此

瘧病外候

大全云、欠伸畏寒戰慄頭痛、或先寒後熱或先熱後寒或單寒單熱或寒多熱少或無多寒少、

三陽經瘧

心法云、東垣謂寒瘧屬太陽。熱瘧屬陽明。寒熱瘧屬少陽。

三陰經瘧

格致餘論云、作于子午卯酉日少陰瘧也。作于寅申巳亥日厥陰瘧也。作于辰戌丑未日太陰瘧也。

陰分陽分

雜著云、若一日一發。及午前發者邪在陽分。若間日發。午後發或夜發者邪在陰分。若間一日發。連二日發。或日夜各發者。為氣血俱病

變病雜易

心法云、一日一發者受病一月。間日一發者受病半年。二日連發住一

日者氣血俱病

瘧發早晏

良方云得陽而外出故發于日間得陰而内搏故發于暮夜若邪氣内搏于五臟横連于募原其道遠不能與衛氣交併故隔日而後發又子和曰邪熱深則間日 邪熱淺則連日也

瘧病不可截早

大全云若截早則補注邪氣其症變異致癆瘵者有之

瘧截不可太遲

丹溪云數發之後便宜截而際之久發則中氣虚弱邪已深而難治

截而不愈

大全云截而不愈久則脚氣虛敗難愈宜多進養脾驅痰之薬脾氣一盛自然平復

瘧母

三因方云有數年不瘥結成癥癖在腹脇名曰老瘧亦曰母瘧

入門云凡瘧經年不瘥謂老瘧必有痰水瘀血結成痞塊藏于腹脇作脹且痛乃瘧母也

治瘧大法

心法云無汗者要有汗散邪為主有汗者要無汗扶正為主 又邪從外入宜發散之然以扶持胃氣為主又須分別陰分陽分而用薬邪瘧及新發者可散可截虛瘧及久者宜補氣血凡此皆活法也

脉法

要略云、瘧脉自弦、、数多熱、弦遲多寒、弦而小緊者下之、瘧弦遲者宜温、弦緊者可發汗、浮大者可吐之、脉経云、微用為瘧代散則死

治法

又ニノ甘姜棗

凡瘧方來正發、不可服藥、服藥在于未發兩時之先、否則藥病交争轉為深害、主以小柴胡湯、若傷食痞悶加山查麦芽枳実厚朴、因外邪加羌活防風、頭疼加川芎白芷、痰盛加枳実南星、陽分瘧加蒼朮白朮、陰分瘧加川芎當帰紅花知母升麻腥起陽分方可截之

陽瘧多汗用參芪白朮斂之、陰瘧多汗用帰芍黄芪黄柏斂之、

四五發後加兵郎草菓常山青皮烏梅于前方内截之其間一日連二

日蒸者用八物湯大補氣血、若日久爲虛瘧寒熱不多、或無寒而但微熱、邪氣已無、用八物湯、加柴胡黃芩鱉甲、

大率瘧之始發、先當用解表之藥一二劑、次宜和解用清熱之藥一二劑、候至四五發可用七宝、或不二飲截之、久則多進養脾驅瘧之藥。有素虛弱之人、或勞役內傷、復挾外邪而瘧者、又當從補中益氣湯加减用之。

痢疾章

痢疾大意

繩墨云、無積不成痢。雜著云、是濕熱及食積三者合而爲痢。

痢疾內因

三因方云多由脾胃不和飲食过多停積脾胃不能尅化又為風寒暑
湿之気干之故為此疾
直指云痢出于積滞積物滞気滞物積欲出気滞而不與之出所以下
墜裡急後重乍起乍止

痢疾外候

丹溪云或膿或血或膿血相雑或腸垢或糞糟粕或糟粕相混雖有痛
不痛大痛之異然皆裡急後重逼迫悩人

分赤白清血豆湯汁

雑著云白者湿熱傷気分赤者湿熱傷血分赤白相雑気血俱傷何以
知白痢自大腸傷気蓋肺主気而大腸為肺之腑故曰白者湿熱傷気

自大腸來、何以知赤痢自小腸傷血、蓋心主血、而小腸為心之腑、故知赤者濕熱傷血自小腸來

凊血豆汁

三因方云、傷冷則純下清血、傷濕則純下如豆汁、河澗曰、風喜傷肝、肝藏血、故下凊血、為冷濕喜傷脾、胃為五谷之海、無物不受、常兼四臟、蓋豆汁之色如五色之相雜、故下豆羮汁者為濕也

裏急後重

玉机云、裡急者、窘迫急痛也。後重者、大腸墜重而下也。原病云、火性急速。而能燥物故也。

按痢疾其症不一。有因火熱者、所謂火性急速。而能燥物也。有因氣

滯此大腸經氣壅而不宣通也有因積滯壅盛者是有物結墜也有氣虛者此大腸氣降而不能升也有血虛者所謂虛坐努責是也後便膿血血之滯也故曰行血則便膿自愈奔迫傷氣之壅也故曰調氣則後重自除

痢而嘔逆

病原云痢而嘔者胃氣不和也蓋亦有胃中火逆衝上而嘔者有胃虛而嘔者有積滯毒氣上攻而嘔者

痢而腹痛

心法云腹痛者肺經之氣鬱在大腸之間然亦有挾寒挾熱挾火者有因積滯者有因血虛者

痢不可以補塞

心法云、不可遽用肉蔻訶子白朮等以補住寒邪、不可投粟殼龍骨等以閉澁腸胃、邪氣得補而愈甚、变症百作日久遷延而未已也、

噤口痢

丹溪曰、噤口痢者、胃口熱甚故也、大虛大熱口不納食、或湯藥入口隨即吐出者俗名噤口、

按痢而能食、知胃未病也若脾胃濕熱之毒薰蒸清道、上則胃口閉塞而成噤口之痢、然亦有脾胃虛而得者亦有誤服利劑藥毒犯胃者亦有服澁熱之劑太早而邪氣閉遏于胃口者

時疫痢

大全良方云有一方一家之内上下傳染長幼相似皆疫毒痢也當察運氣之相勝以治之

賊邪微邪

丹溪云先水瀉後膿血此脾傳腎賊邪難愈先膿血後水瀉此為腎傳脾微邪易愈

下痢危症

丹溪云下如塵腐色者死下純血者死下如屋漏水者死如魚腦者半死半生又大孔開如竹筒者死如硃紅者死身熱脉大者半死半生

治痢大法

机要云後重則宜下腹痛則宜和身重則湿脉弦則去風又丹溪曰初

得之時，元氣未虛，必推蕩之，此通因通用之法。稍以氣虛則不可下。壯實之人，初病宜下；虛弱衰者，以病宜升之。

脉法

脉經云：腸澼下膿血，脉沉小流連者生；數疾且大有熱者死。內經云：脉沉則生，脉浮則死。脉訣云：下痢微小却為生，脉大浮洪為瘥見。

治法

氣湯 子 吳茱萸 茴香

主以導氣湯加茯苓、猪苓、澤瀉、木通等。初病積滞正熾，加大黄、朴硝。白痢加滑石、陳皮、蒼朮。赤 川芎、挑仁。腹痛倍當歸、芍藥、木香、玄胡。後重倍枳殼、檳榔、滑石。嘔吐食不得下，加石羔、山支、陳皮，入生姜汁，緩緩呷之，瀉胃熱。噤口用香連丸、石蓮肉各一半，為末，米湯下。

若白痢久胃弱氣虛去梹榔枳殻加白术黄芪乾姜 赤痢久胃弱血虛去芩連榔殻加當歸川芎熟地阿膠白术乾姜 痢久而后重不去此大腸氣虛墜下去榔殻加升麻川芎提之 若積已去而欲止澁去芩連榔殻加參芪茯苓白术肉菓龍骨罌粟烏梅乾姜等 世言瘧久成痢痢久成陰何也蓋瘧久則寒熱多而津液少肌膚大熱盜汗心煩四肢酸疼飲食不進非痢而何痢久則脾胃虛而元陽脫肌肉冰冷自汗唇清惡寒不食清濁不禁非陰而何

霍乱章

霍亂大意

心法云内有所積外有所感三因云陰陽反戾清濁相干丹溪云此非

鬼神皆屬飲食

霍乱内用

大全云皆因飲食不節傷于五藏停積胃脘又為風寒之氣相集而成此症

霍亂外候

三因方云心腹卒痛嘔吐下痢憎寒壯熱頭痛眩暈先心痛則先吐先腹痛則先利心腹俱痛吐利並作甚則轉筋入腹則死

分吐瀉不同

仲景云邪在上焦則吐邪在下焦則瀉邪在中焦則吐瀉兼作矣

轉筋

三因方云暴吐下津液頓亡宗筋失養必致攣縮

飲食不可早與

醫綜云霍亂不可早與飲食恐胃中邪物吐瀉未盡新穀入胃不能傳化必致不救大約吐瀉過一二時飢甚方與稀粥少食

治霍亂大法

繩墨云霍亂不吐死在須臾吐利脈脫溫補可施

按霍亂之症未有不由內傷生冷外感風寒所致故世例用霍香正氣散溫藥復有一種夏日傷暑而致乾霍亂者不可不察因列二條于左

傷暑霍亂

繩墨云有夏月受熱而得之者其症腹不痛口多渴心中煩燥不寧吐瀉清水自汗面白出言懶怯

大率受暑氣者不煩少渴或吐利後乃煩渴受暑氣者大煩大渴吐瀉清水

乾霍亂俗名絞腸沙

三因方云乾霍亂者忽然心腹脹滿絞刺疼痛欲吐不吐欲利不利狀若神靈所附頃刻之間便致悶絶病因内有所積外有所感耳

乾霍亂者死多

心法云上不得吐下不得利擁閉正氣關隔陰陽故死者多矣

脉法

脉微而濇或代而散或隱而伏或大而虚脉結促代皆不可斷以死大卒脉大者生脉微弱漸遲者死

急救法

治法

轉筋者急用大蔘一握煎湯盪洗心胸卒痛者急用炒鹽熨心胸并腹肚上頻熨之氣透則蘇乾霍亂急以鹽湯多灌引其大吐令宿食殆盡主以霍香正氣散如腹痛甚加官桂心下痞悶加枳實青皮山查麥芽、轉筋加木瓜中暑者加香茹扁豆小便不利合五苓散愈後煩熱多渴以麥門冬湯主之

咳嗽章

咳嗽大意

丹溪云春是木気上升夏是火気上炎秋是湿熱傷肺冬是風寒外来

内経曰五臟六腑皆令人咳非独肺也而其要皆主于肺盖肺主氣而聲出也

咳與嗽本兩字義

机要云咳謂無痰而有声肺氣傷而不清也嗽謂無声而有痰脾湿動而為痰也咳嗽謂有声有痰因傷肺氣動于脾湿故咳而嗽也

外來咳嗽

三因方云傷風咳者增寒壯熱自汗悪風口乾煩燥傷寒咳者增寒發熱無汗悪寒煩燥不渴傷暑咳者煩熱引飲口燥或吐涎沫声嘶咯血

傷濕咳者骨節煩疼四肢煩重着洒淅惡寒

内生咳嗽

心法云上半日多嗽者屬胃中有火以貝母石羔降之午後咳嗽屬陰虛以四物加知母黃栢黃芩嗽者火氣浮于肺禁用涼藥以五味五倍子斂而降之五更嗽者此胃中有食積至此時大氣流于肺中

痰飲大欝

醫鑑云痰飲者嗽動便有痰聲痰出嗽止乾咳嗽係火欝之症乃痰欝火邪在肺中不已則成痨

大凡治嗽最要分肺虛肺実若肺虛久嗽宜五味子款冬花紫菀馬兜苓之類補之若肺実有邪宜黃芩天花粉桑白皮杏仁之類瀉之

大率傷四氣咳嗽及上半日嗽黄昏嗽五更嗽皆為肺实唯午後嗽
乾咳嗽乃為肺虛宜審之

咳嗽不可輕用補澁

三因方云切不可便用烏梅粟殼酸澁之藥其嗽邪未除亦不可便用
補藥尤忌憂思過度房室劳傷遂成瘵疾矣

治咳嗽大法

潔古云欬而無痰者以辛甘潤其肺咳而嗽者治痰為先　治咳嗽者
以治痰為先治痰必以順氣為主又因咳而有痰者咳為重主治在肺
因痰而致咳者痰為重主治在脾此活法也

脉法

脉經云關上脉微為咳肺脉微急為咳而唾血咳而脉弦濇為少血脉緊者肺寒浮急者虛寒脉細傷濕脉浮而緩傷風數則為熱沉數者為實熱洪滑多痰大率咳脉浮直者生浮軟者生咳而脉緊者小者沉伏匿者咳而羸瘦脉形堅大者咳而嘔腹脹且泄其脉弦急者皆死不治

治法

主以二陳湯 加傷風加防風羌活前胡紫蘇 傷寒加麻黄葱白 火嗽加黄芩山梔或石羔 濕嗽加蒼朮防已 濕痰勝倍加半夏 風痰勝加南星 咽乾口燥身禁用半夏加貝母麥門黄芩知母玄參瓜蔞子 喘加蘇子桑皮杏仁 上半日嗽加貝母石羔黄連 五更嗽者加山查麥芽 黄昏嗽者宜五味五倍下而降之 乾咳先用桔梗

提之、次滋陰降火加當歸芎䓖黃栢知母天門冬麥門冬款冬花百合貝母紫菀等、見血加烏膠勞嗽同法　若嗽口久則肺虛加人參黃芪五味紫菀款冬花百合肺熱人參黃芪不可輕用以沙參代之、又不問内傷外感久嗽曾先發散降火祛痰等劑病難退減其根尚未全除者用粟殼烏梅五味烏膠瓜蔞仁可一服而止矣

肺痿肺癰附

金匱大論云熱在上焦者為咳、為肺癰、得之或從汗出、或從嘔吐、或從消渴、小便利數、或從便難、又被快藥下利重亡津液、故氣口脉數、其人咳口中反有濁唾、津液涎沫者、為肺痿之病、若口中辟辟燥咳、即胸中隱隱痛、脉久滑數、此為肺癰、已被入風者不

治之脉数虚者為肺痿數実者為肺癰

心法云肺痿在乎養血養肺養氣清金肺癰同技風湯吐之收歛瘡口

按肺痿肺癰大率用桔梗湯或玄参飲子或鯉魚湯治之方在外科正宗

肺脹附

戴氏云肺脹而嗽者動則喘満氣急息重丹溪曰或左或右不得眠此痰挾瘀血礙氣而病宜養血以流動疎肝以清痰肺脹壅遏不得眠者难治

按肺脹大率用四物湯加桃仁訶子青皮竹瀝之類

嘔吐章

嘔吐大意

内経曰諸嘔吐酸皆属于火

正傳云、有内傷飲食填塞太陰以致胃氣不得宣通而吐者。有胃熱而吐者。有胃寒而吐者。有久病氣虚胃氣衰甚。聞穀氣則嘔噦者。有中熱者膈上有痰。令人時常嘔吐清水者。有胃中有虫時常悪心嘔吐清水胃中作痛。得食則暫止。飢則痛甚矣。

嘔吐噦各属一經

東垣云、嘔者陽明也。陽明多血少氣故有聲有物氣血俱病也。吐者太陽也。太陽多血少氣故有物無声血病也。噦者少陽也。少陽多氣少血故有聲無物氣病也

噦即乾嘔之甚者

乾嘔乃噦之微。噦乃乾嘔之甚。乾嘔者其声輕小而短。噦者其声重大而長。

噦病為重

太素云木陳者其葉落病深者其聲噦又脉經云嘔而脉弱者小便復利身有微熱厥者難治

嘔吐不可輕下

丹溪云凡嘔吐者切不可下逆之故也大全云唯腹滿胸脹視其何部不利然後利之

治嘔吐大法

千金方云嘔家多服生姜乃嘔家之聖藥也醫鑑云嘔有熱有寒生姜于寒症用之最佳若熱嘔不可無烏梅也

脉法

脉經云、陽脉浮者胃氣虚。其人即嘔。脉陽緊陰數、其人食已則吐、陽浮而數亦為吐。寸口脉緊而芤、其人則噎、關上脉數、其人則吐、寸口脉微而數則血不足、胸中冷故吐

治法

主以二陳湯、加藿香、厚朴、因食者必痞悶噯氣脹痛、加枳實、青皮、山查、麥芽、或吐食盡亦不可用、　胃熱必嘔苦水涎痰、加山支、黄連、黄芩、胃寒必厥食飲不下、加乾姜、益智、或丁香、　氣虚者合四君子、濕痰火者加姜汁炒黄連、山支、蒼术、川芎、香附、砂仁、山查、神麯、少加木香、行滯気、虫者加苦楝根皮、史君子。

泄瀉章

泄瀉大意

内經曰、湿勝則泄瀉、雜著云多因飲食不節致傷脾胃而作

按大素、分五泄、謂溏泄、鶩泄、飧泄、濡泄、滑泄也、又難經分五泄、謂胃泄、脾泄、大腸泄、小腸泄、大瘕泄也、要之名雖不同、不過虚実寒熱而已

泄瀉内因

机要云胃氣和平、飲食入胃、精氣則輸于脾土、歸于肺、行于百脉而成榮衛、若飲食一傷、起居不時損其胃氣、則上升精華之氣反下降而為泄瀉矣、

泄瀉外候

戴元礼云、凡泄瀉小腹不痛者湿也、腹痛而瀉水、如熱湯痛一陣瀉一

陣者火也肚腹切痛泄下青黑者寒也或瀉或不瀉或多或少者痰也
腹痛内泄瀉瀉後痛减者食積也瀉下如抱壞鷄卵臭或噯氣吞酸者
傷食也飲食入胃完穀不化者氣虚也
按完穀不化有三有氣虚胃寒胃火夫氣虚胃寒因不能消化矣火
者蓋火性急速傳化失常故不及消化也

辨大小便别寒熱瀉

原病式云大法瀉利小便清白不澁為寒赤澁者為熱又完穀不化而
色不變者寒症也凡穀消化者無問色及他症便為熱也

泄瀉死症

内经云皮寒少氣泄利前後飲食不入是謂五虚死其漿粥入胃泄注

正則虛者治。

治泄瀉大法

治泄瀉法。先理中焦。次分利水穀。治中不效。然後斷下。王論曰。治法補脾消食燥濕。利小便。更亦有升提下陷之氣。用風藥以勝濕。亦有從泄腸胃虛滑不禁者。宜收澁之

脉法

内経曰。洩注脉緩時小結者生。得大數者死

治法

主以白术芍藥湯加茯苓陳皮等　濕加猪苓澤瀉　火加黃連山梔

濕火亦用。寒加乾姜益智木香　痰加蒼术半夏　食積加山查麦

芽傷食加枳实厚朴　气虚合四君子湯　若泄久胃氣下陷加参芪升麻紫胡補之。泄久脾胃虚弱食少難化加参芪神麯麦芽木香乾姜等。泄久腸胃虚滑不禁加肉蔻訶子赤石脂木香干姜等，有夏月暴注水瀉用香茹益元等，有飲酒便泄而腹痛者用四苓加黄連茵陳干姜干葛等。有每朝五更洞瀉此病在腎俗呼脾腎泄用金鎖正元丹

喘病章

喘病大意

華陀云盛而為喘減而為枯。河澗云病寒則气衰而息微病熱則气盛而息粗

喘病内因

心法云、肺以清陽上升之氣居五臟之上、升降往來無過不及若六淫七情之所傷或食飽動作臟氣不和呼吸之息不得宣陽而為喘

喘病外候

火炎者得食則減稍㕥入胃反助其火痰再升上故喘反大作

戴氏曰、痰喘者凡喘便有痰聲火痰者乍進乍退得食則減食已則喘大作氣虛者呼吸急促氣息不能接續胃虛者擡肩擷肚喘而不休陰虛者氣從臍下起直冲清道而上水氣者轆轆有聲怔冲浮腫

喘病惡候

醫李入門云、髮汗如油汗出如珠不流擡肩擷肚喘而不休及胸前高

起脉絡散張手足厥冷脉散及数者皆死

治喘大法

心法云未發宜扶正氣為主已發用攻邪為主又丹溪曰如感邪氣則驅散之氣欝即調順之脾腎虚者温理之

脉法

脉經云喘急脉清而浮者生濇而数者死脉宜浮遲不宜急數

治法

主以二陳湯加枳殼桔梗蘿子等　如風痰加南星皂角　火痰加黄連貝母瓜蔞仁　水氣加猪苓澤瀉　胃虚合四君子　火痰加黄芩黄連山梔　氣虚主以生脉散加黄芪烏膠等　陰虚主以四物

湯加知母黄栢天門冬麦門冬烏膠五味子等　外有風寒喘冬月加
麻黄餘時加前胡紫蘇桑皮杏仁于前方内

哮病章

哮病大意

哮專主于痰多因外盛而作

哮病内因

内經云皮毛者肺之合也玉策云肺經素有邪気毛竅常踈故風寒易
入謂之寒包熱

哮喘辨

正傳云哮以声響名喘以気息言又喘促而喉中如水鶏声者謂之哮

哮症卅の

氣促而連續不能息者謂之喘哮未有不因痰火內鬱風寒外束而致者

治哮大法

心法云治法必用薄滋味須常帶表散

治法

主以二陳湯加前胡紫蘇枳殼桔梗桑皮杏仁等甚者加麻黃初發宜

五虎湯

呃逆章

呃病大意

格致餘論云呃逆氣逆也氣自臍下直衝上出于口而作聲之名也大

全云胃實則噫胃虛則噦

呃逆内因

玉机微義云本由陰気已虚陽火暴盛直衝而上出于胃入于肺而作声

呃逆外候

金匱要略云胸中似喘不喘似嘔不嘔似噦不噦徹中心憒々然無奈

鑑曰其發也或三五聲而止或七八声而止或連續不絶收気不回者

呃有虚実

醫鑑云有久病胃虚而得者有傷寒失下而得者有痰熱内鬱火気冲上而得者有過服寒剤胃寒而得者有水気停痰心下痞悸而得者

病久呃难治

三因方云傷寒久病後老人虚弱及婦人産后多有此症者皆病深之候

也鑑曰其或病久脾胃衰敗而發呃逆額上出汗連声不絶者最為悪候

治呃大法

醫鑑云當降氣化痰和胃為主随其所感而用藥難知云人或以紙撚鼻嚏而止或詐寃盜賊而止或鼻聞食香調氣而止皆抑之駭之而使氣下也凡此皆活法也

脉法

正傳云脉浮而緩者易治弦急而按之不鼓者難治又脉結或促或微皆可治脉代者危又右關脉弦者木乗土位難治肺脉散者是心火刑於肺金也不治

治法

主以二陳湯加柿蒂丁香等。如胃虛加參朮。痰火加姜炒黃連寒者加茱萸乾姜。水氣加猪苓澤瀉。傷寒失下者主以承氣。平人偶呃緣氣逆而生。加枳實木香蘿蔔子。平人食呃。加枳實厚朴山查麦芽

按火者呃声大響。乍發乍止。脉數而有力。寒者朝寬暮急。連續不已脉沉而且遲。痰者呼吸不利。呃有痰声。脉滑而有力。虛者氣不接續呃氣轉大。脉虛而無力。故臨症必當審察也

呑酸吐酸章

呑酸吐酸大意

内經云。諸嘔吐酸。皆屬于火。原病式曰。酸者。肝木之味。由火勝制金。不

呑酸 廿六

能平木。則肝木自甚故為酸也。

吞酸内因

戴氏云、有濕熱在胃口上。飲食入胃。被濕熱鬱遏其食不得傳化。方氏云清氣不得升。濁氣不能降、清濁相干使氣逆于内。故欲吐。復入是為吞酸。

吐酸内因

心法云、吐酸是吐出酸水如醋平時津液隨上升之氣鬱積而成。鬱積之久。濕中生熱。故從化于火遂作酸味吐出

按鬱積者、亦鬱積肺胃間也。

吞吐酸外候

醫李梴明云甚則酸水浸其心不任其苦其次則吐出酸水令上下牙酸澁不能相對

治呑吐酸大法

丹溪云宜用茱萸順其性而折之河澗云不宜食粘滑油膩能令氣欝不通暢也宜食糲食菜蔬能令氣通利也

脉法

醫鑑云脉弦而滑兩寸或浮而弦或浮而滑或沉而遲或緊而洪或洪而數

治法

主以二陳湯加茱萸炒黄連山梔蒼朮川芎香附神麯枳実等或食欝

作酸必見傷食等使自當消導命門無火者入味丸

嘈雜噯氣章

嘈雜噯氣大意

丹溪云噯氣胃中有火有痰嘈雜是痰因火動噎膈翻胃之由也

嘈雜噯氣内因

正傳云濕麵魚腥水菓生冷及烹飪調和粘滑難化等物恣食無節朝夕損而成清痰稠飲滯于中宫故為嘈雜噯氣

嘈雜外候

醫鑑云嘈雜者似飢非飢似痛不痛有若熱辣不寧之狀

噯气外候

繩墨云脾胃虛弱不能健運積聚蘊蓄沖逆于上而噯發大声者也

治嘈雜大法

繩墨云宜開鬱行氣而兼清痰降火

脉法

正傳云右寸關脈緊而滑又兩寸法而滑胸中有留飲又右關弦急甚者术乘土位欲作反胃难治

治法

主以二陳湯加黄連山支石膏南星苍术等、或久不愈宜養血健脾用當歸山茱茯苓陳皮甘草黄連生地貝母等

惡心章

悪心大意

心法云悪欲吐不吐心中兀兀如畏舟舡

治悪心大法

醫鑑云雖言悪心非心経之病皆在胃口上有虚有热有痰也宜開胃豁痰之剂生之

治法

主以二陳湯加黄芩黄連山栀竹茹等如虚弱人及病後悪心者為虚胃弱用理中或六君子湯傷食悪心自當消導

噎膈章

噎膈大意

内経曰三陽結則為噎膈丹溪云噎病生于血乾耆胃生于脾弱然名雖不同病出一躰張于和曰三陽既結食必上潮玉机云以其為病在咽在膈故立噎膈二者之名

噎膈内因

三因方云由喜怒不常七情傷于脾胃鬱而生痰痰與氣搏升而不降飲食不下玉机云為七情所發或三焦傳化失常所致郎生于氣也或血液所耗胃脘乾涸或血積所致皆由于血也

噎膈外候

绳墨云咽喉窒塞食不能下或食下眼白口開氣不能順或食入胃口當心而痛

吐分三焦

扒要云上焦吐者其症食已暴吐中焦吐者其症或先痛而後吐或先吐而後痛下焦吐者其症朝食暮吐暮食朝吐

噎膈死候

丹溪云糞如羊屎者不治大腸無血故也年高者不治年五十餘則不可治戴元禮云但見涎沫大出者必死不治氣血俱虛則口中多出沫

噎膈當靜養

張鷄峰云噎當是神思間病惟內觀自養可以治之丹溪曰噎病生于血乾夫血陰也陰主靜內外兩靜則藏府之火不起而金水二氣大腸陰血自生脾胃津潤傳化合宜何噎之有地黄丸極效

治噎膈大法

治法宜養血生津清痰降火順氣補脾抑肝開鬱玉机云咽嗌閉塞胸膈痞悶似属氣滯然有服耗氣藥過多中気不運而致者當補氣而自運大便燥結如羊屎似属血熱然服通利藥過多致血精耗竭而愈結者當補血潤血而自行凡此皆活法也

脉法

自病鈎玄云血虚者脉必数而無力氣虚者脉必緩而無力有痰者脉大滑数有熱者脉必数而有力

治法

主以二陳湯加白术枳実等清痰加竹瀝姜汁降火加黄連黄芩

開鬱加神麯香附撫芎。吐甚加藿香。如咽膈窒塞食不能下，此為血少，加當歸生地。食下而胸膈滿悶，此為氣不能順，加陳皮貝母清之。食下及加心痛吐出，此為氣不能通，加黃連香附通之。如朝食暮吐，暮食朝吐，或食下須臾即吐者，此胃可受而脾不能傳送也，加麥芽神麯助化之，蒼朮白朮以補之。或大小腸秘結不通，食返上奔者，加酒蒸大黃桃仁泥以潤之。如血少瘦弱人，本方合四物加桃仁紅花童便韭汁等。如氣虛肥白人，合四君加竹瀝姜汁。凡大腸燥結，必用四物加童便韭汁，多飲牛羊乳為上策，不可專用大黃，亦不可人乳代之（人乳內有七情之火）。凡噎膈初起鬱結太甚，血津未枯者，用前方略帶香燥以開提之，加沉香木香白豆蔻等。如

生防可入螺螄

關格大意 附

丹溪云。關則不得小便。格則吐逆。難經云。關格者不得盡其命而死矣

關格內因

丹溪云。此症多死。寒在上。熱在下也。蓋寒在胸中。遏絕不出。無入之理。故曰格。熱在下焦。填塞不通。無出之由。故曰關。

關格外候

醫鑑云。胸中覺有所礙。欲升不升。欲降不降。欲食不食。此為氣之橫格也。

治關格大法

心法云。必用吐提其氣之橫格。不必在出痰也。吐中便有降。

脉法

内經云人迎脉大于氣口四倍名曰格氣口脉大于人迎四倍名曰関

治法

主以二陳湯加南星枳實枳殼等用鵞羽探吐之　如氣虚不運者用補中益氣湯加檳榔以降之

鼓脹章

鼓脹大意

内經曰諸濕腫滿皆屬脾土正傳云專主土敗木賊濕熱相乘為病

脹滿内因

秘藏云皆由脾胃虚弱不能運化精微以致水穀聚而不散致成脹滿

丹溪曰、若七情内傷六淫外侵飲食失節房勞致虚脾土受傷轉輸之官失職胃雖受穀不能運化故陽自升陰自降而成天地不交之否清濁相干隧道壅塞鬱而為熱熱留為濕濕熱相生遂成腫滿

脹滿外候

格致餘論云外雖堅滿中空無物有似于鼓繩墨云擊之有声按之有形

脹分朝暮

醫學入門云、朝寛暮急為血虚朝急暮寛為氣虚朝暮皆急氣血俱虚

鼓脹當大補

格致餘論云俗謂氣無補法者以痞悶壅塞似難于補不思正気虚者不能運行邪滞所著而不出所以為病経曰壯者氣行則愈怯者著而成病苟氣怯不補気何由而行

鼓脹難求速効

格致餘論云此病之起或三五年或十餘年根深勢篤難求速効欲速効自求禍耳知王道者能治此病

鼓脹難行利藥

格致餘論云醫者不察病起于虛急于作効病者苦于脹急喜行利藥以求一[illegible]快不知寬得一日半日其腫愈甚病邪甚真氣亦傷

治鼓脹大法

格致餘論云治法理宜補脾必須養肺金以制木使脾無賊邪之虞治腎水以制火使肺得清化之令卻鹽味以防助邪斷妄想以保母氣又要知其不因于虛受病亦淡脾胃尚壯積滞不痼而又有可下之症亦宜略与踈厚脾虛用腎氣丸効

內科辨症用藥法

金山春[illegible]

脉法

針經云其脉大堅以濇者脹也脉經云關上脉浮即脹内遲而滑者脹脉盛而緊者脹三因方云浮者易治虛者為難

治法

主以四君子湯去甘草加陳皮厚朴山查木香木通等 如胸中氣逆甚加藕梗腹皮肥人必用利湿加蒼朮木通等瘦人多火加黄芩黄連山梔因食積而脹者當消導宜用保和丸加三稜蓬朮因有故蓄血而脹者用桃仁紅花甚則用桃仁承氣湯下之因多鬱脹者前方加香附撫芎蒼朮多氣怒而脹者加芍藥柴胡青皮初起脾胃尚壯積滯不通必加大黄微利之凡腹脹初得宜行氣疏導之劑加木香檳榔青皮陳皮枳殼厚朴等 如久當補脾加參芪當歸芍藥等 或久而成水腫宜行湿利水用猪苓澤瀉大腹木通蒼朮滑石等而補脾尤大要也婦人防血鼓治血必先順其氣俾隧道得通而后血可

[illegible]香丸通之次硝黃等峻逐之

痞滿章

痞滿大意

原病式云痞與否同不通泰之謂

心法云痞由陰伏陽蓄氣血不運而成處心下位中央䐜滿痞塞皆土邪之為病也色慾過度真陽衰虛坎水不溫不能上蒸脾土冲和不運致成痞滿補脾不如補腎應以八味丸主之

痞滿外候

丹溪云痞則內覺滿悶而外無脹急之形脹滿則外亦有形也

痞有虛實不同

玉机云有飲食痰積不能施化為痞者有濕熱太甚土乘心下為痞者有因誤下裏氣虛邪氣乘

虛而入于心之分野者有中気虛弱不能運化精微為痞者

治痞大法

心法云痞同湿治惟宜上下分消其気如果有内实之症庶可畧與疎導楊仁齋云脾腎之氣交通則水穀之氣自然運化此論更勝于丹溪

脉法

方脉擧要云胸痞脉滑為有痰結弦伏亦痞滿則気劣

治法

主以二陳湯去甘草加人参白术枳实厚朴黄芩黄連澤瀉等 如飲食痰積去参术加山查蘿蔔麦芽青皮 湿热太甚去参术加蒼术黄栢 中気虛不能運化者加山查麦芽神之 肥人痞多是湿痰宜蒼术半夏茯苓滑石以燥之 瘦人痞為中焦鬱热宜枳实黄

連以導之葛根升麻以發之有大病後元氣未復而痞滿短氣及悞復利則而裡氣之者為虛痞宜補中益氣湯加橘皮枳实主之

水腫章

水腫大意

正傳云脾虛不能制水水漬妄行故通身面目四肢皆浮而腫

水腫內因

心法云水則腎主之土則脾主之惟腎虛不能行水脾虛不能制水故腎水泛濫反得以浸漬脾土以是三焦停滯經絡壅塞水滲于皮膚注于肌肉而發腫

水腫外候

針經云水始起也目窠上微腫如新臥起之狀時欬陰股間寒足脛腫腹乃大以手按其腹隨

手而起如裹水之状、或皮薄而光手按成窟舉手即满、

陽水陰水

丹溪云若遍身腫、煩渴小赤便澁大便閉、此属陽水、若遍身腫不煩渴大便溏、小便少不赤澁此属陰水

脹則必生喘

雜著云土能尅水、若脾土受傷不能制水則水湿妄行水既上溢則邪反侵肺気而生喘矣

峻決者易固閉者難

丹溪云諸家只知治湿當行小便之説此執一途用諸去水之薬往々多死蓋脾極虚、而敗愈下愈虚雖劫效目前而陰損正気

水腫悪候

心法云大便滑泄、与夫唇黒、缺盆平、臍突、足平、背平、或肉硬、或手掌平、又或男従足腫而上、女従身腫

而下並不治。大凡水腫先起于腹，而后散于四肢者可治；先起于四肢而后歸于腹者不治。

治水腫大法 [illegible]

丹溪云：大法宜補中宮爲主，使脾氣實，自能升降運動其樞机，則水自行。身有熱者，水氣在表，可汗；身無熱者，水氣在裡，可下。其間通小便，順氣和脾，俱可緩耳。此治法也。陰腫以赤土塗之，令服八味丸。甚者急救水分穴，各處腫亦然。服禹餘粮丸。腫而服藥者無効者，灸水分穴、氣海穴甚妙。

脉法

玉机云：脉洪大者可治，微細者不可治。水病脹閉，其脉浮大軟者生，沉細虚小者死。

治法

主以四苓散，加腹皮、青皮、陳皮、五加皮、枳殼等。如腫在下，加黑豆、檳榔、葶藶；腫在上，加麻黄、荊芥、葱白。面腫加双皮。陽火加黄芩、黄連、山梔。陰水加苍术、厚朴。氣不運加木香、木通。氣下陷加升麻、柴

胡提之如脾極虛加人参或山朮薏苡仁

黄疸章

黄疸大意

心法云疸分有五同是湿热如盦麴相似傷寒家云湿氣勝則如薫黄而晦熱氣勝則如橘黄而明

按五疸者謂黄汗黄疸穀疸酒疸女劳疸也

黄疸内因

丹溪云黄疸乃脾胃経湿热所致正傳云湿热鬱積于脾胃之中久而不散故其土色形于面與肌膚也

黄疸外候

绳墨云面目肢体俱黄小便紅赤或便溺沾衣如栀栢染黄胸腹满悶噯氣不順四肢倦怠大便難去

而不流利○

疸分难易陰陽

脉経云疸而渴者难治○疸而不渴者易治○發于陰部其人必嘔○發于陽部其人振寒發熱○

諸疸有虚症

心法云諸疸口淡怔冲○耳鳴脚軟○微寒發熱○小便白濁○此為虚症○不可過用涼剤強通小便○

黄疸死症

脉訣云凡黄候○寸口脉近掌無脉○口鼻冷皆不可治○醫鑑云面黒黄色而作渴腹脹者难治

治黄疸大法

戴氏云治法當利小便○小便清利則黄自退食積者量其虚实下之○

脉法

五疸実熱脉必洪数其或微濇症為虚弱。

治法

主以茯苓滲湿湯、如小便渋加木通滑石、食積加山査麦芽、虚者自用四君子湯、合八味丸服

按外有傷寒家太陽瘀血発黄、太陰湿熱発黄、或風湿発黄、或結胸発黄、及陰症発黄、非此之比也。

積聚章

積聚大意

明醫玉策云、積聚雖有五積六聚七癥八瘕之不同、大要不出痰飲食積死血而已、気不能成塊也。

丹溪曰、気不能作塊成聚、塊乃有形之物也、在中為痰飲、在右為食積、在左為死血。

積聚内因

張従政云、積之成也、或因暴喜怒悲思恐之気、或傷五味之食、或停寒熱温涼之飲、或

受六氣之邪其初甚微可呼吸按導而去之留而不去遂成積矣

積聚外候

吴球云或惡寒潮熱或痞噎嘔吐或走注疼痛或腹滿泄瀉

積與聚不同

難經曰積者陰氣也其始發有常處其痛不離其部上下有所終始左右有所極處聚者陽氣也其始發無根本上下有所留止其痛無常處越人曰積者五藏所生聚者六府所成但五積既有其名如肝積曰肥氣心積曰伏梁脾積曰痞氣肺積曰息賁腎積曰奔豚矣至六聚古有六聚之稱而無聚之名也

癥與瘕不同

原病式云癥者腹中堅硬按之應手醫鑑云癥因傷食原病式云瘕者中雖硬而忽聚忽散無

其常。醫鑑曰瘕是血生，憂搏曰癥。癥者徵也，以其有所徵驗也；瘕者假也，以其假借氣血成形。但癥與瘕獨見于臍下。

痞與癖不同

正傳云：痞者否也，内柔外剛，萬物不通之意。醫鑑云：痞原傷氣。正傳云：癖者僻也，懸絶隱僻，玄妙不顯之名。醫鑑云：癖則傷積，居則滿于胸膈，癖則隱于臍傍，各有方隅也。

養正積自除

張易老云：養正氣自除，譬如滿座皆君子，縱有一小人，自無容地而出。今其真氣實，胃氣強，積自消矣。

治積塊大法

許叔微云：治積或以所惡者攻之，或以所喜者誘之，則易愈。内經曰：大積大聚乃可攻也，衰其大半而止。大凡元氣未病初，非下之消之不可。然治之不早，元氣日減，正氣日偷，方用下消而獲安者，實僥倖焉。此治法也。

脉法

脉来細而附骨者積也寸口積在胸中關上積在臍旁尺積在氣衝脉出在右積在右脉出在左積在左脉兩出積在中央心法云実強者生沉小者死浮洪易治沉澁难痊

治法

主以二陳湯加桃仁紅花三稜蓬朮檳榔香附海石等　如五積當從東垣五積丸加減六聚屬陽火半兼行氣去桃仁紅花加枳実厚朴山查山支等癥加麯麦山查厚朴枳実等瘕加川芎當帰丹皮烏藥玄胡索等痞則去紅花海石加黄連枳実厚朴山查瓜蔞等癖加肉桂玄胡等若死血痰塊去後必須大補若在皮裏膜外者須用補氣藥及香附開之仍須断厚味

按正傳云大凡腹中有塊不問積聚癥瘕俱為悪候切勿視為尋常而不求醫早治玉机云但前人施治亦未有分其異同者

瘢疹章

瘢疹大意

内經曰少陰所致為瘍疹明理論曰熱則傷血血熱不散裡実表虛熱乘出于皮膚而為瘢也

發瘢内因

三因方云傷寒發瘢者蓋不當下而下之熱則乘膚入胃當下而不下則胃熱不得泄二者皆能發瘢

外傷發瘢有四

陰症同略云有傷寒發瘢有時氣發瘢有熱病發瘢有濕毒發瘢瘢如錦紋或發之面部或發之胸背或發之四肢色紅赤者胃熱也紫黑色為胃爛也心法云内傷發瘢者胃氣極虛一身之火游行于胃所致宜補以降之畧例云陰症發瘢亦出胸背又出手

足亦希少而微紅紫無根失守之火聚于胸中上濁薰肺傳于皮膚而為癍點若作熱症投之涼劑亦悞矣可見發癍亦種種也

發癍惡候

正傳云發赤癍者半生半死發黑癍者九死一生

發疹內因

心法云疹屬熱与痰在肺發則多痒疴不仁是兼風兼濕之殊

癍疹外候各不同

張潔古云瘡發焮腫于外者謂之癍小紅靨行皮膚之中不出者謂之疹戴氏曰有色點而無顆粒者曰癍浮小有顆粒者疹也或隨出即沒又出

治癍疹大法

繩墨云瘮宜治表班宜瀉火痒者驅風痛者清热

脉法

正傳云脉陽浮而散数陰実而大脉多沉伏或細而散或絶而無

治法

外傷發癍用化班湯升麻葛根湯黒膏黒奴丸等内傷發班用調中益気湯黄芪建中湯等陰症發班用大建中湯等發疹用消風散消毒犀角飲子等

痿躄章

痿躄大意

内経云肺热葉焦五臓因而受之發為痿躄 子和云揔因肺受火熱葉焦之故相傳于四臓痿病成矣

痿病内因

三因方云若隨情妄用喜怒劳佚致内藏精血虚耗使毛血筋骨肉痿弱無力以運動故致痿躄丹溪云火性炎上若嗜慾無節則水失所養火寡于畏而侮所勝肺得火邪而熱矣木性剛急肺受邪熱則金失所養木寡于畏而侮所勝脾得木邪而傷矣肺熱則不能管攝一身脾傷則四肢不能為用而諸痿作矣

痿病外候

内經曰心氣熱為脉痿故脛縱不任地肝氣熱為筋痿故宗筋弛縱脾氣熱主肉痿故痺而不仁腎氣熱主骨痿故足不任身

痿病所因所挾或有不同

丹溪云有濕熱有痰有氣虚有血虚亦有死血者有食積妨碍升降者

痿類柔風脚気

三因方云、痿躄状與柔風脚気相類、柔風脚気皆外所因、痿則内藏不足之所致也

痿宜薄滋味

正傳云、天産作陽、厚味発熱、凡病発熱、痿者、若不淡薄食味、吾恐不保其萬全

治痿大法

内經曰、治痿獨取陽明、陽明者五藏六府之海、主潤宗筋、宗筋主束骨而利机関也。丹溪曰、瀉南方、則肺金清、而東方不実、何脾傷之有、補北方、則心火降、而西方不虚、何肺熱之有、故陽明実、則宗筋潤、能束骨而利机関矣

脉法

玄要云、尺脉虚弱緩濇而緊。子和云、痿因肺熱相傳、四藏其脉浮大。

治法

主以四物湯加牛膝杜仲黄柏黄芩知母薏苡仁獨活秦艽等 或挾湿熱加白朮蒼朮防己黄連山支、気虚合四君子或腰脊不牽、髓竭力乏再加五味熟地枸杞虎骨敗龟鹿茸、或食積、主以小調中湯加神麯麦芽山查只实等、 死血四物加桃仁紅花牡丹皮等

痺症章

痺症大意

内経曰風寒、湿三氣、雜至合而為痺、其風勝者為行痺、寒氣勝者為痛痺湿氣勝者為着痺

痺病内因

醫鑑云元精内虚而為寒、風湿三気所襲不能随時祛散流注經絡久而為痺

痺症外候

三因方云痺之為病在骨則重而不舉在脉則血凝不流在筋則屈而不伸在肉則麻痺不仁在肺則煩滿喘嘔逢寒則急逢熱則縱陳無擇曰煩滿喘而嘔者是痺客于肺心煩上氣嗌干噫厥脹滿者是痺客于心多飲數小便小腹痛如懷妊夜臥則驚者是痺客于肝善脹尻以代踵脊以代頭者是痺客于腎四肢解墮發欬嘔沫上為大塞者是痺客于脾

痺久則不痛不仁

內經曰其不痛不仁病久入深榮衛之行澁經絡時踈故不痛皮膚不榮故不仁

治痺大法

大全云治當辨其所感風寒濕三氣注于何部分其表裡須從偏勝為主治

脉法

脉经云脉湿而緊痺病嚴用和云脉大而濇為痺脉来急亦为痺

治法

主以四物湯加羌活防風秦芁紅花姜黄等如風勝加白芷湿勝加苍术南星黄柏寒勝加獨活續断上部加桂枝灵仙下部加牛膝防已萆薢木通黄柏如初起欲表之用升麻勝湿湯調理用當归粘痛湯久而元氣弱用補中益氣湯

麻木章

麻木大意

丹溪曰麻為氣虚木为湿痰死血

麻木外候

正傳云或週身或四肢唧唧然麻木不知痛痒如绳扎縛初解之狀古方通謂之麻痺

按痿病屬血虚麻病屬氣虚二者均謂之痺皆不足之病也惟風寒濕三氣雜至為痺者乃有餘之病

木病外候

繩墨云死血者只在一處不疼不痒不腫但紫黑色而木也濕痰者或走注有核腫起有形白色而已

麻木有併作不併作者

正傳云有氣血俱虚但麻而不木者亦有虚而感濕麻木兼作者又有因虚而風寒濕三氣乘之故週身掣痛兼麻木併作者古方謂之週痺

十指麻木

陶尚文云手足乃胃土之末丹溪曰十指麻木是胃中有食積死血所致

治麻木大法

繩墨云治宜驅風理氣養血消痰

脉法

醫鑑云脉浮而濡屬氣虛関前得之麻在上関后得之麻在下脉濇而芤屬死血不知痛痒為木

治法

麻主以四君子加黄芪天麻陳皮烏附木用四物加紅花牛膝桃仁丹皮并行死血用二陳加苍术白术竹瀝姜汁白芥子并行湿痰或挟風湿者五積散主之

痛風章

痛風大意

丹溪云痛風因湿痰浊血流注为病四肢百節走痛是也

痛風内因

格致餘論云大率因血虚受热已自沸騰或加涉水受湿寒凉外搏热血得寒汙濁凝澁所以作痛夜則痛甚行于陰也手鏡云血久得热感寒受湿不得運行所以作痛亦有血虚痰逐經絡上下作痛

痛風外候

心法云遍身骨節疼痛晝静夜劇如虎嚙之狀地方謂之白虎歷節風

痛風不可食肉

丹溪曰肉属陽火能助火素有火盛者小便不能制若食肉厚味下有遺溺上有痞悶

治痛風大法

格致餘論云治以辛熱之劑流散寒濕開發腠理其血得行與氣相和其病自安

脉法

脉經云寸口脉沉而弦或尺脉濇小

治法

主以四物湯加秦艽續斷黄柏蒼术紅花桂枝芎 或痛在上加羌活灵仙在下加甲萆薢防己未通牛膝 挾濕痰加南星半夏 挾瘀血加桃仁紅花牛膝氣虚加人參黄芪血虚加龜板牛膝或有周身關節痛遇陰寒即發者此濕鬱用二陳加蒼术白术或有痛有常處其痛處赤腫灼熱或渾身壯熱此欲成風毒宜敗毒散治之

按痛風之症痛多痰火腫多風濕然痰火雖内自六欲七情或病后亡津血熱已自沸騰亦必畧感外邪而後發動風濕雖外因涉冷坐濕當風取涼然亦必血熱而后凝滯污濁所以作痛久必手足踡攣或身体塊瘰

大方折衷巻之下

脚氣章

脚氣大意

發明云脚氣之疾実水湿之所為也古无脚気之説内経名厥両漢間名緩風宋斉之後謂之脚氣也

脚気内因

醫鑑云由脾胃両紅虚弱行動坐臥之間為寒暑湿風之気所侵或内因飲食厚味所傷致湿熱下注而成

脚気外候

發明云其候則脚先屈弱漸至痺疼脛微腫小腹不仁頭痛煩心痰壅逆晡作寒熱便溲不通甚者攻心而勢迫正傳云先從気衝穴隠核痛起及両足脛紅腫或悪寒發熱状若傷寒筋

攣掣手痛、或一旬或半月後作如故漸而致于足筋腫大如瓜瓠者、

脚氣有南北内外不同

發明云南方之疾自外而感者也北方之疾、自内而致者也、北方地高陵居風寒氷冽、倍飲醯酪而肉食、故湿熱内生、南方地卑湿氣迷滿山澤行履坐臥無處不到及涉水履求衝風冒而故湿熱外致、

脚気亦有兼症

三因方云、自汗走注為風勝、無汗攣急掣手痛為寒勝、腫滿為湿勝、煩渴熱頻為暑勝、

脚気痛忌

外臺秘要云第一忌嗔、嗔則心煩、煩則脚気發、又禁大語、大語則傷肺、肺傷亦發動、第二慾不可縱、縱慾則脚氣發、活人書云凡脚気服補藥及用湯洗渫者皆醫之大忌也、發明云病在脾忌温食、

飽食湿地濡衣

脚気死症

心法云入心則恍惚謬妄嘔吐食不入眠臥不安在寸脉乍大乍小或乍有乍無者死入腎則腰脚重小便不通呻吟目與額皆黒気衝胸而喘左尺脉絶者死

治脚気大法

東垣云湿淫所勝治以苦温以苦辛発之透関勝湿為佐以苦寒泄之流湿清熱為佐針紒云有道以来有道以去治之多以灸病為佳以導引湿気外出及飲醪醴以通経散邪

脉法

三因方云脉浮為風脉緊為寒緩細為湿洪数為熱

脚気　ノ十

治法

主以四物湯加蒼术 白术 黄柏 黄芩 羌活 独活 牛膝 防己 木瓜 檳榔等、如遇夜痛甚倍當歸芍薬 加没薬 五加皮 有痰加南星 半夏 若兩膝赤腫作痛 為血熱加苦参 赤芍 火勢甚者 加大黄微利之 或脾虚加山薬 苡仁

按脚気之症 欲解表用麻黄左經湯 當歸拈痛湯 攻裡用導水丸 除湿丹等 雙解用大黄左經湯 羌活導滯湯等 理氣用大腹皮散 理血用八味丸 如踈風养血用独活寄生湯可也

疝氣章

疝氣大意

心法云 疝痛 湿熱痰積流下 作病大槩因寒鬱而作 專主肝經 與腎經絶無相干

按七疝者水筋血気狐癩寒是也

疝気内因

格致餘論云始于湿熱在経鬱而至久又得寒気外束湿熱之邪不得疏散所以作痛子和云或在泉寒勝木気攣縮禁于此経或司天燥勝木気抑鬱于此経或忿怒悲哀憂抑頓挫于此経或薬餌外固閉尾縮精壅於此経又云凡疝者非肝木受邪則肝木自甚也

疝気外候

格致餘論云有痛在睾丸者有痛在五樞穴邊者或無形無声或有形如瓜有声如蛙縄墨云甚則小腹急疾小便頻出升于上者為嘔為吐墜于下者為腫為脹

疝気発必大暴

丹溪曰肝為將軍之官其性急速火性又暴為寒所束宜其用之大暴也

疝氣男女異名

難經曰任之為病其內苦結男子為七疝女子為瘕聚

疝氣不宜預補

本事方云此疾因虛得之不可因虛而驟補留而不去其病則實故必先滌所蓄之熱然后補之可耳

治疝氣大法

正傳云宜驅逐本經之濕熱消導下焦之瘀血而以熱因寒用之法立方處治則邪易伏而病易退也

脉法

脉經云寸口脉弦而緊，弦緊相傳則為寒疝，又趺陽脉虛遲為寒疝。方脉舉要云牢急者生，弱急者死。

治法

主以蒼术、黄柏、青皮、檳榔、炙附、玄胡、益智、茴香、川楝、橘核、荳。如陰囊紅腫加山梔。陰囊冰冷如石加吳茱萸、乾姜。或積濕過多，陰汗如雨，倍蒼术。囊熱皮燥痒加木通、澤瀉。張子和云有七疝名狀，謂寒疝，其狀囊冷如石，陰腔不舉，或控睪丸而痛，得于坐卧濕地，或寒月涉水，或冒雨雪，或坐卧磚石，或風冷處使內過勞，宜以禹功散、五積、蟠葱。類水疝，其狀腎囊腫痛，陰汗時出，或囊腫而狀如水晶，或囊痒而搔出黃水，或小腹中按之作水聲，得于飲水醉酒，使內過勞，汗出而遇風寒濕之氣聚于囊中，故水多，宜以禹功散、三花神祐丸、導水丸。類筋疝，其狀陰莖腫脹，或潰或膿，或痛而裡急筋縮或莖中痛極而痒，或挺縱不收，或白物如精隨溲而下，亦而得于房室勞傷及邪術所使，宜以瀉心湯。血疝其狀如黃瓜，在小腹兩傍橫骨兩端約中，俗云便癰，得于春夏重感大煖，勞于使內，氣血流溢，滲于脬囊，留而不去，結成癰腫，膿少血多，宜以玉燭散等。氣疝其狀上連腎區，下及陰囊，或因號哭忿怒則氣欝之而脹，怒號罷則氣散者是也，宜蕩疝丸、蟠葱散類。狐疝其狀如瓦，臥則入小腹，行立則出小腹入囊中，亦與氣疝同。癩疝其狀陰囊腫縋，如升如斗，不痒不痛，得之地氣卑濕，故江淮之間湫溏之處多感此疾，宜三花神祐丸類。女子陰戶突出，雖亦此類，乃熱則不禁固也，不可便為虛寒而濇之燥之補之，本名曰瘕。

癲狂章

癲狂大意

秦越人云重陰者癲重陽者狂王太僕云多喜為癲多怒為狂

癲狂内因

玉策云狂由痰火実盛膠固心胸正傳云癲由心血不足多為求望不得志者有之素問云憂愁思慮則傷心又驚而奪精汗出于心蓋心為君主之官神明出焉神既失守神光不聚原病式曰服膏粱芳草石藥則熱氣慓悍發為癲狂

癲狂外候

難經云狂病始發少臥而不飢自高賢也自辨智也自貴倨也妄笑好歌樂妄行不休甚則棄衣而走登高而歌踰垣上屋罵詈不避親疎又云癲病始發意不禁直視僵仆心法云狂言如有所見經年不愈心經有損是為真病但世有發狂一番妄言妄語而不成久癲者又有痴迷癲倒継久而不發狂者心各不同

治癲狂大法

醫鑑云狂為痰火实盛治當大吐大下 正傳云癲則宜乎安神养血兼降痰火若神脫而目瞪如愚者不治

脉法

正傳云脉大堅疾者癲狂脉大滑者自已沉小急疾者死丹溪云癲狂脉虛者可治实則死

治法

狂主以二陳加黄連枳实瓜蒌仁胆星黄芩芎 如便实火盛加大黄下之 痰迷心竅用控涎丹吐之 癲主以二陳湯加當歸生地茯神遠智酸棗仁黄連胆星天麻芎 如風痰盛加全蝎白附 心経蓄熱用牛黄清心丸

心法云厥者逆也手足並冷也其症不一

尸厥因候

心法云尸厥因冒犯不正之気客忤飛尸鬼撃弔死問喪入廟登塚多有此疾又曰忽然手足逆冷肌膚粟起頭面青黒精神不守或錯言妄語牙緊口噤或昏不知人頭旋暈倒

痰厥因候

丹溪云痰厥者乃寒痰迷悶四肢逆冷縄墨云口吐涎沫咽中有声或気喘促

氣厥因候

本事方云世言気中者雖不見方書然暴怒傷陰暴喜傷陽憂愁不已気多厥逆縄墨云手足寂然氷冷心気不相接續口出冷氣卒然而仆

食厥因候

玉綸云，多因飲食醉飽之後，或感風寒，或著氣惱而得，飲食填塞，胃氣不行，内傷持重。雜著云，变为異常急暴之症，如中風口不能言，目不識人，四肢不舉，或忽得厥逆昏迷不醒。

厥病死候

繩墨云，視厥之症，手冷過肘，足冷過膝者死，手指甲青黑者死。

治厥大法

繩墨云，治厥之症，當降痰順氣，温中健脾，未有不愈者也。

脉法

脉經云，脉至如喘，名曰氣厥。又寸口沉大而滑，沉則為血實，滑則為氣實，氣血相搏

氣入于臟即死入于腑即愈此為卒厥不知人事唇青身冷為入臟即死
如身温和汗自出為入腑而後自愈

急救治法

凡卒厥未詳風痰氣尸等厥先與蘇合丸用濃姜湯调灌候醒然後察
脉辨症用藥　主以二陳湯尸厥合平胃加木香檀香附等痰厥加南星枳实
厚卜黄芩山栀竹瀝姜汁并降下痰氣使復帰于脾之脉絡氣厥加木香檀
香烏药香附青皮白芷砂仁並食厥可吐之不可吐加枳实厚朴山查麦芽
青皮砂仁微利之

蟲病章

虫病大意

虫症　四十四

心法云溼熱則生虫臟府虛則侵蝕

虫病内因

正傳云飲食不能謹節則朝傷暮損自傷成積積久成熱溼熱相生化生諸般奇形之虫子和云虫得木之氣乃生得雨之氣乃化以知非厥陰風木之氣不生非太陰溼土之氣不成

虫病外候

醫鑑云必面上白斑唇紅或痛而久卧不安自按心腹時大叫或青或黄唇緩目無睛光或肚大青筋

人身虫大約有九

秘要云伏虫長四寸許二曰蛔虫長尺許三曰白虫長四五尺餘四曰肉虫

狀如爛杏五曰肺虫其狀如蚕六曰蝟虫狀如蝦蟇七曰弱虫狀如瓜瓣八曰赤虫狀如生肉九曰蟯虫狀如菜虫形至微細

按細虫生發多則貫心殺人白虫母子相生其轉大而長亦能殺人肉虫食人令人煩滿肺虫令人咳嗽蝟虫令人嘔吐欬逆喜噦弱虫令人多唾赤虫令人腸鳴蟯虫居廣腸多為痔劇為癩

諸虫隱伏在腸胃

凡諸虫依附腸胃之間若元氣尚实未為大害稍有虛損遂能侵蝕

治虫大法

儒門事親云虫之所居必于脾胃深處藥之所过在于中流虫聞藥氣而避之醫者安得而取之丹溪云上半月虫頭向上易治下半月虫頭向下难治

脉法

秘要云虫脉當沉弱而弦今反洪大知蚘虫甚也正傳云脉沉实者生虚大者死

治法

先以蜜或糖引虫頭向上然後以二陳湯加梹榔木香鶴虱雷丸三稜蓬朮神麯麦芽等。如体实虫攻上膈者用樟木屑煎濃湯大吐之可下者用追虫丸苦楝根湯下之 体虚者宜先温補佐以一二殺虫之劑如化虫丸史君子等不然則虫去而元気散矣

按虫症不一有先因噎膈劳瘵癩風傷寒蠱毒等症而后生虫有因先生虫而后致心疼腹痛面白唇紅食腑蝕臟為症既殊治各有别

眩暈章

眩暈大意

内經曰諸風掉眩皆屬肝木丹溪曰無痰則不作眩。痰因火動眩言其黑運言其轉。

眩暈外候

直指方云其狀目閉眼暗身轉耳聾。如立舟上。起則欲倒内經曰風勝則地動風木太過之歲亦有因其氣化而為外感風邪而眩者宜祛風順氣伐肝降火

按眩暈内因不一。為列于左

湿痰眩暈

醫李正傳云氣虛肥白之人。湿痰滞于上。陰火起于下。痰挾虛火上衝頭

曰正氣不能勝敵故忽然眼黑生花肯綮云治宜清痰降火為先而兼補氣之藥

相火眩暈

正傳云黑瘦之人軀体薄弱真水虧欠或劳役過度相火上炎亦有時眩暈

肯綮云治宜滋陰降火為要而帶抑肝之劑

四氣乘虛眩暈

心法云風則有汗寒則掣痛暑則热悶湿則重滞此四氣乘虛而眩暈也

氣虛眩暈

直指云淫慾過度腎家不能納氣帰元使諸氣逆奔而上此眩暈出于氣虛也

血虛眩暈

直指云吐衄崩漏肝家不能收攝榮氣使諸血失道妄行此眩暈出于血之虛也又吐嘔血而眩冒者胸中有死血迷閉心竅而然宜行血清心

晨運昏運

醫林繩墨云有早起眩暈須臾自定日以為常謂之晨運此陽虛不足也有日晡而眩暈者謂之昏運得卧半止此陰虛不足也

丹溪不可妄用

玉机云世有所謂氣不歸元而用丹溪鎮墜沉香降氣之法蓋香竄散氣丹溪助火其不歸之氣豈能因此而復耶

眩暈死候

醫學入門云眩暈言乱多汗下利時時自冒者虛極不治

治眩暈大法

方脉舉要云治眩暈法尤當審諦先理痰氣次隨症治刘純云有氣虚者乃清氣不能上升或汗多亡陽而致當升陽補氣有血虚者乃亡血過多陽無所附而然當益陰補血此皆不足証也有因痰涎欝遏者宜消痰導欝重則吐下有因風火所動者宜清上降水若因外感而得者皆當散邪為主凡此皆治法也

心法云左手脉數熱多脉濇而芤有死血右手脈实有痰脉大是久病正傳云左手人迎脉緩而浮大者屬風浮數而滑者風火痰也浮數而微者虚也寸中澁數者欝火也

治法

主以二陳湯加白朮天麻黃連山梔芩　如湿痰加蒼朮厚朴　挾風加荊芥防風秦艽　挾熱加片芩玄參　挾寒加干姜官桂　氣虛加人參黃芪晨運亦如之　如瘦黑人火運及昏運用四物為主加枸杞黃柏知母玄參芩　吐衄崩漏亦用四物加童便

眉稜骨痛附

心法云眼屬肝有肝虛而痛纔見光明則眼眶骨痛甚　又有眉稜骨痛眼不可開晝靜夜劇痰也

治法血虛宜四物湯挾風加羌活防風白芷有熱加酒片芩湿痰宜二陳或導痰

頭痛章

頭痛大意

丹溪云頭痛多主于痰痛甚者大多東垣云高巔之上惟風可到除感冒及頭風外屬火者居多總虛亦自有火無火則痰不能至巔

頭痛內因

三因方云氣血俱虛風寒暑濕之氣所侵傳于陽經伏留不去名曰厥頭痛王執云內外而致者有風寒暑濕之異自內而致者有氣血痰飲五藏氣鬱之殊

頭痛當分經絡

張子和云頭與項痛者足太陽經也額角上痛足少陽經也

按足太陽之脉起于目內眥上額交巔之上入絡腦還出別下項足少陽之脉起于目銳眥上抵頭角故所痛不同也

気血虚頭痛外候

明醫云頭痛耳鳴九竅不利者腸胃之所生乃気虚頭痛也丹溪云血虚自魚尾上攻頭痛

湿熱寒熱頭痛外候

秘蔵云心煩頭痛者病在耳中過在手巨陽少陰乃湿熱頭痛也如気上不下頭痛巔疾者下虚上実也過在足少陰巨陽甚則入腎寒湿頭痛也

痰厥頭痛外候

醫學入門云頭旋眼黒言乱悪心眼閉肢冷醫書大全云是胸膈停痰厥而頭痛

頭痛死症

嚴用和云如痛引腦巔陷至泥丸宮者名真頭痛旦發夕死夕發旦

治頭痛大法

秘藏云凡頭痛每以風藥治之者總其大體而言之也然亦有三陰三陽之異王綸曰久頭痛病畧感風寒便發寒熱須重綿厚帕包裹者此屬鬱熱本熱而標寒因其本有鬱熱毛竅常開故風寒易入束其內熱閉逆而為痛唯當瀉火凉血為主而佐以辛温散表之劑以從法治之則病可愈而根可除此活法也

脈法

內經云寸口脈中短者頭痛也脈經云陽弦則頭痛浮滑為痰左寸浮澁為血虛右寸浮弱為氣虛虛者必兼數數者火也太陽浮緊陽明浮緩少陽弦細太陰沉緩少陰沉細厥陰浮緩

治法

主以二陳湯加川芎白芷等　如巔頂痛加藁本　頭角痛加龍胆草　眼鼻塞若頭疼加細辛　肥人多湿痰加白朮蒼朮　瘦人多火加酒黄芩黄連山梔玄参等　風勝熱加天麻蔓荊子　又太陽膀胱經川芎陽明胃白芷少陽胆柴胡太陰脾蒼朮少陰腎細辛厥陰肝呉茱萸此六經引經薬也　又按気虚頭痛宜順気和中湯等　血虚頭痛宜四物湯等　湿熱頭痛宜清空膏等　寒湿頭痛宜蒼朮厚朴二陳湯等　痰厥頭痛宜白朮半夏天麻湯

頭風附

縄墨云頭風亦與頭痛無異但浅而近者名曰頭痛深而遠者名曰頭風本事方云婦人患頭風者十居其半或者婦人無巾以禦風寒耳男者間有

患之　纂要云在右屬痰屬熱在左及風及血虛諸家不分所屬故呆
多不效　痰用二陳湯加蒼朮熱加酒片芩連梔血用四物湯倍川芎　風
加羌活防風薄荷荆芥甘菊其大便秘結加大黄利之

心痛章

心痛大意

正傳云心痛即胃脘痛胃之上口曰賁門賁門與心相連故經曰胃脘當心而
痛脉經云憂愁思慮則傷心若驚喜忘善怒心傷者其人勞倦則頭面赤
而下重心中痛徹背其脉弦此心臟傷所致也
按右方有九種心疼曰飲曰食曰風曰冷曰熱曰悸曰蟲曰疰曰去來痛

心痛内因

正傳云由清痰食積欝于中七情九氣触于内是以清陽不升濁陰不降妨碍升降故胃脘疼痛楊仁齋曰心之胞絡与胃口相應往往脾痛連心故陽虚陰厥往往亦令心下急痛或他臟之邪亦有客乗于心者是則心之別脉受苛耳非真心痛也針经曰胃经曰胃病者腹䐜脹胃脘當心而痛上肢兩脇膈咽不通

熱痛外候

机要云有熱厥心痛者身熱足寒痛甚則煩躁而吐額自汗出知為熱也其脉洪

寒痛外候

机要云有寒厥心痛者手足逆而通身冷汗出便溺清利或大便利而

渴氣微力弱

食痛外候

机要云有大实心中痛者因氣而食卒肰発痛大便或秘久而注悶心胸高起按之愈痛不能飲食

痰痛外候

丹溪云心膈大痛攻走腰背発厥嘔吐諸藥不効者痰也得辛熱湯亦暫止

虫痛外候

脉經云諸虫痛者如心腹痛懊憹發作腫聚往来上下善渴涎出面色乍青乍白乍赤嘔吐清水面上白班唇紅有痛后便能食時作時止是也其腹

亦熱

死血痛外候

心法云有因平日喜食熱物以知死血留於胃口作痛時作時止或飲湯水咽下而作呃者戴氏云痛有常處不動移者

心痛雖日久不食不死

丹溪云中宮有食積與痰而生病者胃氣亦賴所養卒不便虛雖日數多不食不死若痛方止即吃物病必復作

諸痛不可補氣

醫鑑云諸痛不可補氣蓋補其氣旺不通而痛愈甚故曰痛則不通通則不痛

心痛死症

針經云真心痛者寒邪傷其君也手足青至節甚則旦發夕死夕發旦死

治心痛大法

机要云久病無寒暴病非熱繩墨云初痛者宜温宜散久痛者宜補宜和丹溪曰大凡心膈之痛須分新久若明知身受寒氣口食寒物而得病于初得之時當與温散或温利之藥若得之稍久則成鬱矣鬱則蒸熱久必生火若欲行温散之藥寧無助火添病耶故以寒藥爲熱藥之向導則邪易伏病易退此活法也

脉法

丹溪云左手脉數熱多脉濇者有死血右手脉實痰積脉大必是久血痛甚

者脉必伏脉経云脈浮大弦長者死沉細而遅者生沉遅為寒洪数為火澁滞為気実滑為食弦滑為痰実小而澁為死血

急救法

凡心腹痛倉卒無薬急以塩置刀頭焼紅淬入水中乗熱飲之得吐而愈

治法

主以二陳湯加甘草豆蔻等 因于熱加山梔炙附厚朴或金鈴子散 因于寒加干姜或理中四逆湯 因于食加枳実厚朴山査麦芽或感應丸 因于痰加枳実南星或小胃丹 因于虫加苦楝根槟榔或集効丸 因死血加韭汁桃仁或承気湯若以手按痛止者虚也加干姜末和之 凡用純寒熱之薬必以甘草緩其寒熱之勢 凡心痛用山支并劫薬止之后又発

者前藥必不効以玄明粉一服立止又諸藥不納攻走胸背發厥諸藥不納者就吐中以鵞翎吐之出積痰碗許其痛立止

腹痛章

腹痛大意

玉策云腹痛屬寒者多然亦有食積死血痰飲蛔虫而痛者

腹痛内因

東垣云腹中諸痛皆由勞役過甚飲食失節中氣不足寒邪乘虛而客入之故而卒然而作大痛㕉病式曰熱鬱于内而腹滿堅結痛者不可言寒也故丹溪云積熱死血食積濕痰皆能作腹痛宜于各類治之

腹痛外候

戴氏云綿〻痛而無増減者寒也時作時止者熱也痛有常處而不移動者死血也痛甚欲大便利后痛減者食積也痛而小便不利或得辛辣熱湯則暫止者痰也痛定即能食肚大青筋聚往来無有休止嘔吐清水者虫也

腹痛當審虚実

心法云凡腹痛欲以手重按者属虚痛而手不可按者属実

諸痛當分経絡

难知云中脘痛太陰也臍腹痛少陰也小腹痛厥陰也

腹痛死候

丹溪云臍下忽大痛人中黒色者多死

治腹痛大法

心法云凡心腹痛者必用温散此是鬱結不行阻氣不運故也又曰初得時元氣未虛必推蕩之此通因通用之法虛弱與久病宜升之消之此治法也

脉法

脉經云陰弦則腹痛心腹痛不得息脉細小遲者生脉大而疾者死脉又浮大而長者死

治法

主以二陳湯加香附川芎厚卜白芷等寒加乾姜木香肉桂 火加黄柏芍药或黄連黄芩 死血加桃仁紅花或跌蹼損傷作痛尤宜桃仁承氣湯下之 食積加山查麦芽只實青皮實者用大黄朴硝下之 痰加苍术厚卜 虫加檳郎史君或化虫丸等 虛者加人參白术干姜肉桂等 有氣虛人復因飲食過

傷而作痛加人参白朮山查麦芽木香只実等此攻補兼施也　清痰留滞于胸腹之間食積鬱結于腸胃之内皆能令人腹痛痰宜用控涎丹小胃丹其食宜保和丸枳朮丸之類或只実導滞丸木香檳榔丸之類下之

小腹痛附

醫林縄墨云小腹痛由陰寒之気侵于至陰之處而作痛莫甚焉喜熱手按之而色青白有小腹兼連陰器而作痛者此厥陰気之不清或忿怒鬱結或房労有傷其気下陥于至陰之下元気虚弱不能復帰于本経而作成無已云邪気聚于下焦則津液不能通血気不能行或溺或血留滞于下是生脹満而鞭痛也若從心下至小腹鞭満而痛小便利者則是蓄血之證小便不利者則是溺濇之證

治法主以二陳湯 寒加干姜吴茱萸苍术 厚朴香附白术芎 温中散寒寒
陷欝者宜二陳加升麻柴胡干姜吴茱萸當歸白术芎 升提正氣而兼
温補之

腰痛章

腰痛大意

玉策云腰痛雖有風寒暑湿挫閃腎虛痰凝氣滯之不同然因于腎虛者為多内経曰足太陽脉令人腰痛引項脊尻背如狀少陰令人腰痛如以針刺其皮中循循然不可俛仰不以顧陽明令人腰痛不可顧如有見者善悲足少陰令人腰痛引脊内廉厥陰之脉令人腰痛腰中如張弓弩弦太陰腰痛下如有横木居其中 甚則遺溺 古人腰痛以湿热論恐非盖

湿熱流注必紅腫成毒亦不在骨裏痛況腎喜湿得熱則散而痛減烏得反痛

腰痛内因

心法云諸經皆貫于腎而絡于腰脊腎氣一虚凡衝風受湿傷冷蓄熱血瀝氣滯水積墮傷與夫失志作勞種々腰疼見矣

腰痛外候

繩墨云痛之不已自覺傷損如折乏力腰痠者腎虚也晝輕夜重不能動揺者瘀血也遇臥不能轉身遇行重痛無力者湿也足寒逆冷遇寒甚得熱則快洒淅拘急者寒也舉身不能俛仰動揺不能轉徹者閃肭也有形作痛皮肉青白者痰也無形作痛發熱惡寒者外感也　行久不痛一坐則

痛一行則痛者亦瘥也

寒涼補氣不可輕用

心法云諸痛皆屬火寒涼不可峻用必用溫散之藥諸痛不可用參蓋補氣則氣旺不通而痛愈甚

腰痛死候

内經云腰者腎之府轉搖不能腎將憊矣丹溪云臍下忽大痛人中黑色者多死人者痛面上忽見紅點者多死

治腰痛大法

玉策云治法須補腎為先而后隨邪之所見者以施治若挫閃者自當順其氣而調其血

脉法

劉三點云腰痛之脉皆沉而弦沉弦而緊者為寒沉弦而浮者為風沉弦而濡弱者為湿沉弦而実者為閃肭丹溪曰濇者是瘀血沉滑者伏者是痰空大無力者腎虚也

治法

主以四物湯加杜仲牛膝枸杞子續断芎　腎虚加黄栢知母石斛五味或補陰丸　瘀桃仁紅花蘇木乳香没薬　湿加蒼术防已或滲湿湯　寒加乾姜肉桂　閃肭加無名異骨散砕補猴姜玄胡索枳壳香附或復元通気散　痰食二陳湯　風加独活寄生秦艽防風　凡腰痛必用官桂以開之方止　子和云腰者腎之府為大関節血気不行則沉痛不能轉側如気挫血瘀湿熱甚者用補薬不效須

舟車丸神祐丸之類下之大瀉其湿熱行其積滞方可補助

腎著附

三因方云腎著腰痛腰冷如氷身重不渇小便自利飲食如故腰以下冷重如帶五千錢因俛仰勞役汗出衣裹冷湿久久得之治宜流湿兼用湿暖之藥以散之用腎著湯

脇痛章

脇痛大意

丹溪云脇痛者肝火盛木気实亦有痰流注肝急者又曰肥白人気虚發寒熱而脇下痛宜用参芪補氣柴胡黄芩退熱木香青皮調気瘦人寒熱脇痛者多怒必有瘀血宜桃仁紅花柴胡青皮大黄之類行之

脇痛内因

醫鑑云因暴怒傷触悲哀氣結飲食過度冷熱失調顛仆傷形或痰積流注瘀血相搏皆能为痛

脇痛外候

繩墨云氣痛則在左脇痛相吸而痛火痛則時作時止而止發無常痰痛則胸脇作痛而咳嗽不利食痛則逆害飲食而中氣不清又瘀血則一處堅硬作苦或見青紅黃色食積則扛梗起一條実痛則手足煩燥不安卧虚痛則悠悠不止耳目䀮瞶善恐

青皮不可過用

纂要云去滞氣用青皮人多怒脇下有脹痛固宜以觧二經之実若二經氣

血不足先當補血氣必加青皮可也

治脇痛大法

玉策云治宜伐肝瀉火為要不可驟用補氣之劑雖因于氣虛者亦宜補瀉兼施醫統云凡脇痛偏於左者皆肝經積滞或中風寒或肝胆实火宜詳虛实而治之右偏痛者皆属脾肺為食積為痰飲兼咳而有痰是也若脇下鳴而如水声者飲也咳而先聞腥臭氣肺傷也兩肢滿目眩前後血下肝血也此年少人醉以入房肝傷氣竭皆致脇病

脉法

脉經云脉雙弦者肝氣有餘而脇作痛

治法

内科辨症用藥法

金山春讀本

主以二陳湯加柴胡　氣加枳殼青皮川芎　火加胆草黄連芎朮或當歸會龍丸　痰加南星蒼朮川芎　食積加枳实青皮厚朴山查麦芽或保和丸　瘀血合四物湯加桃仁紅花乳香没药或桃仁承氣湯下之　有虚甚成損脇下常一點痛不止者名乾　脇痛甚危自用八物湯加木香青皮桂心芎

目疾章

目疾大意

内經云諸脉者皆属于目、得血而能視張子和云太過則目壅塞而痛不及則目耗竭而失明醫統云一曰目眥白眼痛属陽故痛晝甚而夜輕黙苦寒藥服辛苦發散之劑則效一曰目珠黒眼痛属陰故痛夜甚而

晝輕點若寒凉服發散剤則反劇陽主散陽虛則眼楞急而為倒腹拳毛陰主斂陰虛不斂則瞳子散大而為目昏眼暗

目疾內因

三因方云疾者喜怒不節憂思兼致藏氣不平鬱而生涎或數冒風寒不避暑濕或嗜慾不節飲食無時生食五辛熱啖炙煿馳騁田獵冒涉烟塵勞動外情喪明之本也

目疾外候

繩墨云肝熱則多淚心熱則多眵火盛則多痛肝虛則多腫血虛則多瘦氣虛則多澁精竭則眼昏神竭則眼黑風勝則眼痒熱勝則眼脹火勝則眼紅濕勝則眼爛

五輪

儒門事親云目之五輪乃五藏六府之精華宗筋之所聚其白乃屬肺金肉輪屬脾土赤脉屬心火黑水神光屬腎水兼屬肝木張子和曰目不因火則不病如白輪変赤火乗肺也肉輪赤腫火乗脾也黑水神光被翳火乗肝與腎也赤脉貫目火自甚也　五輪歌　血輪四眥屬心経氣輪白肺黑風輪肉輪上下瞼脾胃水輪屬腎主瞳人

八廓

大全云八廓無位有名胆之府為天廓膀胱之府為地廓命门之府為水廓小腸之府為火廓腎之府為風廓脾之府為雷廓大腸之府為山廓三焦之府為澤廓

按五輪八廓雖爲眼目之根本而又藉血爲之包絡

經絡各有所屬

張子和云目之内眥太陽經之所起目之鋭眥少陽經也目之上綱太陽經也目之下綱陽明經也足厥陰經連于目系而已

目疾新久不同

刘河澗云如暴失明昏澁翳膜眵淚班入眼皆風熱也在標也如昏弱不欲視物内障見黑花瞳子散大在裏也血少神勞腎虚也

老人小兒目不同

内經曰瞳子黑眼脉法于陰白眼赤脉法于陽故陰陽合德而爲精明也子和云小兒水在上火在下故目明老人火在上水不足故目昏

不能遠視近視

東垣云能遠視不能近視者陽氣不足陰氣有餘也能近視不能遠視者陽氣有餘陰氣不足也

按火與元氣不相兩立有餘為邪火旺不足則元氣弱

藥悞則損目

雜著云點藥莫要于冰片而冰片大辛熱常用點藥遂致積熱入目而昏暗瘴翳又妄將冷水冷物冷藥把洗當致昏瞎者有之

治眼痛大法

病机云在府則為表當除風散熱在臟則為裏宜養血安神暴發者為表而易治久病者在裏而難愈王綸曰在內易散用苦寒辛涼之藥

以湯其火在外點洗則用辛熱辛涼之劑以散其邪故內治用苦寒之劑是治其本若外用寒涼以阻逆之則鬱火內攻不得散矣此又治法也

脈法

正傳云左寸脈洪數心火炎也關弦而洪肝火盛也右寸關俱弦洪肝木挾相火之勢而來侮所不勝之金而制己所勝之土也

治法

主以四物湯加黃連黃芩甘菊防風荊芥等　大眥赤者為心經実熱加胆草赤芍白朮　小眥赤乃心經虛加茯苓黃芪硃砂　赤而不痛乃肝經実熱加柴胡陳皮白朮　赤而昏乃肝虛加蒼朮只実　羞明怕日乃脾之実加密蒙花　視物不真乃脾虛加蒼朮細辛　眵多結硬乃肺之

宜加桑皮茅根白朮　眵虛不結乃肺虛加阿膠陳皮　迎風出淚者為腎虛加石斛熟地　白珠鮮紅常痛加山梔乳香没藥　白膜侵睛加木賊蒺藜車前連翹　癢極難當姜蚕蟬退草烏　風中淚出加旋覆花草烏坐起生花加山藥熟地大抵暴發宜驅風散熱如前主方等　久病宜養血安神四物加人參枸杞犀角兔系少加羌活防風

偷針眼附

巢氏云凡眼內眥頭忽結成泡三五日便生濃汁世呼為偷針此由熱氣客于眥間熱搏于津液所成　視其眥上即有細紅點如瘡以針刺破眼時即瘥實解太陽經之客熱也

雀目附

正傳云雀目是肝虛之候也蓋木生于亥旺于卯而絶于申至于酉戌之時木氣衰甚遇亥始生至日出于卯之地木氣稍盛是以晩暗而曉復明也宜用四物湯等補益其腎肝之不足否則多変黄脹而死

倒睫拳毛

李東垣云眼生倒睫拳毛者兩目緊急皮縮之所致也又鑑云瞼屬脾脾風則拳毛倒睫用手攀出内瞼向外速以三稜針出血以左手爪甲迎其針風立愈

耳病章

耳病大意

丹溪云耳聾皆屬于熱少陽厥陰熱多繩墨云腎氣充足則耳聰腎

氣虚敗則耳聾腎氣不足則耳鳴腎氣結熱則耳膿醫統云亦有氣秘者亦是為熱但耳不鳴為異

耳病内因

心法云腎通于耳所主者精々氣和腎氣足則耳聞而聰大全云若疲労過度精氣先虚於是四氣得以外入七情得以内傷遂致聾聵耳鳴保命集云耳者以竅言之水也以声言之金也以經言之手足少陽俱會其中也有從内不能聽者主也有從外不能入者經也有若蟬鳴者有若鐘鳴者有若火熇々状者各隨經見之其間虚実不可不察也假令耳聾者何謂治肺々主聲鼻塞者肺也何謂治心々主臭如推是法皆從受氣於始腎受氣於巳心受氣於亥肝受氣於申肺受氣於寅脾受氣於四

李此治法皆長生之道也

風聾外候

丹溪云、耳者宗脉之所附。脉虛而風邪乘之。使經否而不宣是謂風聾必有頭痛之症

勞聾外候

心法云勞役傷于氣血。淫慾耗其精元。瘦悴力疲昏昏瞶瞶是謂勞聾有能將得所則其聾輕。大病之後而耳聾者多。是氣虛。老人聽重亦是氣虛。若重而兼鳴者亦有痰不宜峻補

厥聾外候

丹溪曰、十二經脉上係于耳其陰陽諸經適有所并則藏氣而為厥

氣轉入于耳是爲厥聾必有眩暈之症

治耳大法

心法云風爲之疎散熱爲之清利虛爲之調養邪氣并退然後以通耳調氣安腎之劑主之大病後及陰虛火動而聾者宜補陰降火四物湯加黃柏主之醫統云治法當以通氣開鬱爲主

脉法

心法云風則浮而盛熱則洪而實虛則濇而濡軟

治法

主以四物湯加木香辣桂木通石菖蒲等 因于風加羌活防風獨活細辛 因于勞加兎系故紙杜仲枸杞 因于氣加烏藥青皮陳皮香附

耳鳴

雜著云耳鳴是痰火上升鬱于耳中而為鳴鬱甚則壅閉矣大抵先因痰火在上又感惱怒而得怒則氣上少陽之火客于耳也

按虛火亦耳鳴必見勞怯等症

膿耳

心法云熱氣乘虛隨脈入耳聚熱不散膿汁時出謂之膿耳

治宜蔓荊子散外用石羔明凡黃丹真蚌粉龍骨麝香等為末綿纏拭耳

停耳

繩墨云停耳由氣鬱生痰內火攻冲腫似赤肉或兼膿汁膭爛

治宜二陳湯加天花粉玄參黃芩山梔連翹柴胡蔓荊子等

耵耳

丹溪云人耳間有津液輕則不能為害若風熱搏之津液結鞕或核塞耳亦令暴聾為之耵耳治宜四物湯加羌活防風柴胡黃芩連翹玄參等外用生猪脂地龍釜下墨等分細研以葱汁和捏如棗核薄綿裹入耳令潤即挑出

鼻病章

鼻病大意

丹溪云肺之為藏其位高其體脆性惡寒又畏熱鼻為肺之竅因心肺上病而不利也醫統云鼻中癢而氣噴作於声為嚏夫癢為火化心火邪熱干於陽明發於鼻則癢而嚏也有故以物擾之而嚏有視日而嚏者蓋太陽真火

耀于目而攖于心則火熱沖上鼻中痒而嚏也有風熱上攻頭鼻壅塞者因嚏而痛者雖症候之不同為熱也但為病不同邪熱所乘之經有異故也鼻塞与嚏痒者熱客陽明胃之經也衄涕者熱客太陰肺之經也蓋鼻者足陽明胃經所主陽明脉左右相交注於鼻孔又鼻者肺之竅故經曰心肺有病而鼻為之不利也

鼻病內因

纂要云有寒邪客于皮毛氣不利而壅塞或熱壅清道氣不宣通

按寒邪為病始為鼻塞久則為齆為衄為淵熱邪為病則成鼻瘜息肉

鼻齆等症其說見下

鼻塞有二症

雜著云鼻塞不聞香臭或但遇寒月多塞或畧感風寒便塞者是脉經素有火邪火鬱甚則喜得熱而惡見寒故遇寒便塞遇感便發也一時偶感風寒而致鼻塞声重者自作風寒治之

鼻塞久成鼽淵

醫學入門云鼻乃清氣出入之道鼻塞久則氣壅不轉熱鬱于腦清濁混亂為鼽為淵（鼽者鼻流清涕熱微 淵者鼻流清涕熱盛）

鼻齄

丹溪云好飲熱酒者始則傷于肺藏鬱熱久則見于外而為鼻齄準赤之候得熱愈紅得冷則黑又有肺風不能飲而自生者

鼻痿

繩墨云有鼻内瘡疼而壅塞不利者此由肺氣空虛火邪内攻有制于肺也又息肉則鼻息不利瘜痔則鼻竅不通乃厚味湿热薰蒸于肺門所致

治鼻病大法

繩墨云大抵鼻為肺之竅除傷風鼻之外皆由火热所致俱用清金降火之

入門云凡鼽淵疮痔久不愈者非心血虧則腎水少故養血則血生而火自降補腎則水生而金自清此又治法也

脉法

右寸脉浮洪而數為鼻衄齄左寸脉浮緩為傷風鼻塞

治法

主以三黄丸加玄参山栀連翘花粉麦门冬凌霄花等　或鼻渊加辛夷細辛或薄荷白芷　鼻鰭加生地當帰紅花川芎煎調五灵脂末服　又因酒而得加葛花　不因酒加荆芥防風　鼻痠加桔梗双皮杏仁　息肉加連翘金銀花外用白凡末加硇砂少許吹于上顶化水而消　疱痔加天门冬金銀花　如鼻塞先用九味羌活湯等去其標次用前方加貝母陳皮等治其本

口病章

口病大意

内經云中央黄色入通于脾開竅于口藏精于脾故口為之病乃脾病也

口病内因

大全云、味入口藏于胃脾乃運化津液以养五藏五藏之氣偏勝由是諸病生焉

口病外候

正傳云、肝热则口酸心热则口苦脾热则口甘肺热则口辛腎热则口醎有口淡者知胃热也

按此乃藏氣偏勝为病耳

内經云、謀慮不决肝移热于胆而口苦者亦有脾胃氣弱木乘土位而口酸者或膀胱移热于小腸膈腸不便上为口糜生疮潰爛者

按此藏氣移热为病耳

大全云、口臭者、乃热氣藴積于胸膈之間口疮者、脾氣凝滞風热之故

治口病大法

繩墨云五藏之氣皆統于脾凡七情六慾五味皆能致病治當因病而求之心法云口瘡服涼藥不愈此中焦氣不足虛火從上無制當溫補之此又活法也

脈法

脈經云左寸洪數心熱口苦右寸浮數肺熱口辛左關洪數而虛脾虛口苦甚洪而實肝熱口酸右關沉實脾胃有實熱口甘兼洪數者口瘡兼脈虛者中氣不足

治法

肝熱主小柴胡湯加胆草青皮甚者當歸龍會丸心熱主黃連瀉心湯或

涼膈散　脾热主三黄丸或平胃散　肺热主甘桔湯或瀉白散　腎热主滋腎丸或滋陰大補丸　如謀慮不決而口苦為胆虚用人參茯神遠智甘草兼胆草柴胡　如脾胃氣虚而口苦者用四君兼柴胡胆草　如膀胱遺热而口瘡糜爛者用柴胡地骨皮湯　又口臭用三黄丸加石羔或涼膈散口瘡用三黄加玄參生地連翹山梔當帰為末天花　貝母等不愈用理中湯温之或官桂末滲上

唇病附

大全云唇者亦脾所主經合于胃脾胃受邪則唇為之病風勝則唇動寒勝則唇揭燥勝則唇乾热勝則唇裂氣鬱則生瘡血少則瀋而無色治宜唇動用消風散唇揭用理中湯唇乾用三黄丸唇裂用涼膈散撮

口不能開飲食难進名曰緊唇又白耆唇若不急治則死其治法用舊青布纏作灯炷如指大燃安斧刄上令斧刄上有汗出拭取傳唇上日三度即愈又方

舌病章

舌病大意

大全云舌者脾脉之所通心气之所主玉策云二藏不和变生諸症

舌病因候

繩墨云凡痰所中則舌卷而难言七情所欝則舌腫而难食三焦蘊熱則舌結燥而咽乾心脾熱動則舌麄重而口苦凡寒中厥陰經則舌縮不能言又心熱則舌裂而瘡肝熱則舌木而硬脾熱則舌滑而胎肺熱則舌强熱甚則舌燥如鋸舌卷囊縮者不治為厥陰絶也

按舌病非一如子舌木舌見喉痺门舌胎舌卷見傷寒门舌縱舌麻見中风门

治舌病大法

繩墨云舌屬火其性上炎治舌之法當降火滋陰为要

治法

風痰主稀涎散或二陳加南星全蝎等　鬱痰主二陳加香附青皮　三焦蘊熱主涼膈散　心脾熱動主三黄丸

齒病章

齒病大意

雜著云牙齒雖屬腎而生于牙床上下床屬陽明大全云虚則露壅則浮

三因方云挾風則上攻頭目痒蠧則齲脫東垣云齒者腎之標口者脾之竅，諸經會于口者，其牙齒是也。手足陽明之所过上齗隸于坤上乃足陽明胃之脉貫絡也。止而不動下齗嚼物動而不休，手陽明大腸之脉所貫絡也。手陽明惡寒而喜熱足陽明喜寒飲而惡熱其病不一

齒病内因

王綸云，腸胃傷于美酒厚味膏粱甘滑之物，以致湿熱上攻，則牙牀不清而為腫為痛或出血或出虫而動搖黑爛脫落大全云腎虛作痛齒必踈豁動搖其痛必甚經曰腎衰則齒豁精固則齒堅又曰齒者腎之標骨之餘也

齒病外候

繩墨云，腎虛而牙疼者其齒枯，血虛而牙疼者其齒痿，火熱而牙疼者其齒

燥蟲蝕而牙疼者其齒黑風熱而牙疼者其齒腫濕熱而牙疼者其齒爛
氣虛而牙疼者其齒豁痰勝而牙疼者其齒木玉節齋云牙牀腫痛動
搖或黑臭脫落世人皆作腎虛殊不知此屬陽明經濕熱所致

齒痛有惡寒惡熱不同

正傳云足陽明胃之脈貫絡于齒上齦手陽明大腸之脈貫絡于齒下齦手
陽明惡寒飲而喜熱飲足陽明惡熱飲而喜寒飲故為痛有惡寒惡熱
不同

治牙病大法

正傳云齒齦宣露而動搖者腎元虛也治宜補腎滋陰為要憎寒惡熱而
口臭穢者胃氣熱也治宜安胃瀉火為良又云其所謂風邪蟲蝕飲食之症

蓋因熱生風而風生虫腸胃之火既乎更加以擦牙誅牙之藥以治其標無有不安之理也此活法也

脉法

醫鑑云右関脉洪数或弦而洪腸胃中有風熱牙痛尺脉洪大而虛者腎脉虛主齒動揺疎豁相火上炎而痛

治法

主以四物湯去川芎加黄芩黄連〻翹天花粉玄参枳殼甘草如胃火盛加石羔大腸實加貝母　挾風加防風荊芥　鼻衄加山梔　齦痒加白芷　腫脹血出加金銀花　因酒加乾葛　虫加檳榔　動揺脱落加枸杞知母熟地宣露加側栢丹皮

喉嚨病章

喉嚨病大意

内經云、一陰一陽結謂之喉痺。丹溪云、喉痺大槩多是痰熱。子和云、一陰者手少陰君火、心主之脉氣也。一陽者手少陽相火、三焦之脉氣也。二脉並絡于喉。氣熱則内結、結甚則腫脹、腫脹甚則痺、痺甚而不通則死矣。又云、咽喉諸病、一言可了者、相火是也。原病或曰、喉痺不仁也。俗作閉、猶閉塞也。火主腫脹、故熱客上焦、而咽嗌腫脹也。　有色慾过度、元陽虧損、無根之火遊行無制、客于咽喉。須八味腎氣丸煎成冷飲、引火歸元、庶幾可救。此論陰虛咽痛。凡咽痛皆少陰之病、但有寒熱虛实之分。經曰、之少陰所生病者、口渴舌乾、咽腫上氣、嗌乾及痛。　素問云、邪客不足少陰之絡、令人咽痛不可納食。又曰、足少陰之絡循咽

喉通舌本

喉病内因

醫鑑云其人胸膈素有痰涎或飲酒过度或忿怒失常或房事不節火動炎上而為痰熱熾灼壅塞于咽嗌之間所以内外腫痛水漿不入益飲酒过度是胃火動也忿怒失常是肝火動也房事不節是腎火動也又有腎水虧損相火無制而然者須六味地黄丸加门冬五味大劑湯飲之方可救

喉病外候

儒门事親云熱氣上行故得于喉之兩㫄近外腫作以其形似是為乳蛾一為單二為双其比乳蛾差小者名閉喉熱結于舌下復生一小舌

名子舌脹熱結于舌中舌為之腫名曰木舌脹熱結于咽喉腫透于外
且麻且痒腫而大者名曰纏喉風喉閉暴發暴死者名走馬喉痺繩墨云
近于上者謂之乳蛾飛蛾近于下者謂之喉痺閉喉近于舌本者謂之木
舌子舌近于咽嗌者謂之喉風纏喉風八者之間名雖不同而病皆出于
熱致者也

用藥不可峻涼

正傳云峻用芩連梔柏之類而止治之則上熱未除中寒又生其毒氣
乘虛而入腹而至于發喘不休

治喉病大法

正傳云必須大湧其痰或以鈹針刺其腫處用藥者必須以内經從治

之法，餘〻類與此為治之大法也。

脉法

醫鑑云，兩手脉浮洪而溢者喉痺也，脉微而伏者死

急救治法

凡見喉嗌乾痛，喉嚨作腫，飲不可嚥，舌不可吞，水漿難入，則或從鼻孔出者，必用薄荷、冰片、胆凡、玄明粉、硼砂、青黛等研末吹入喉中，墜痰清火。主以甘桔湯加薄荷、防风、荆芥、黄芩、玄参等。或咳嗽加陳皮、貝母，發渴加花粉，吐血加紫菀，面目腫加茯苓，少氣加人参、麦门，膚痛加黄芪，目赤加黄連、梔子，咽痛加牛蒡、竹茹，胸膈不利加只壳，不得卧加山梔，酒毒加陳皮、乾葛，嘔加生姜。直指云，心為声音之主，肺為声音之

門。腎為声音之根、風、寒、暑、湿、氣、血、痰、邪氣有干于心肺者、病在上脘、隨症解之。邪氣散則天籟鳴矣。唯夫腎虛為病、不能納諸氣以歸元、故氣奔而上、咳嗽痰壅、或鳴或脹、胸膈百骸俱為牽制、其嗽愈重、其氣愈之、其声愈乾、難以淺痊。

髮眉鬚章

髮眉鬚盛衰大意

醫鑑云、髮屬心、稟火氣、故上生。鬚屬腎、稟水氣、故下出。眉屬肝、稟木氣、故側生。故有老而鬚白、眉髮不白者、或髮白而眉鬚不白者、藏氣有所偏故也。

論婦人無鬚

針經云、衝脈任脈皆起于胞中、別而絡唇口。今婦人之生血不足、氣有

有餘以其數脫血也衝任之脉不營口唇故鬚不生

論宦者無鬚

岐伯云宦者去其宗筋傷其衝脉血瀉不復皮膚内結唇口不營故鬚不生

論天宦無鬚

靈樞云天宦未常破傷不脫于血然其鬚不生者此天之所不足也其任衝不盛宗筋不成有氣無血唇口不榮故鬚不生

治法

神仙訓老丸能使齒落更生髮白更黑　三仙丸治年未衰而髮脫落者能令再生或有疤痕頭髮不出用大附子一枚生為末用烏骨肥鷄一隻取其油攪前末擦上鬚即出

虛損章

虛損大意

正傳云大抵七情五藏之火飛越男女声色之慾过淫是皆虛損之所致也醫統云此病多由貪酒嗜慾致之補腎滋陰要識養脾之助局方倒用辛香燥熱之劑補虛是以火濟火不無實實虛虛之禍

虛與損本自不同

玉机云有因病致虛者如傷寒暑飲食後或久病所致至病初愈而復劳或復飲食劳倦或房劳七情六慾陽痿陰弱此則因虛致損則為重

繩墨云虛者血氣之空虛也損者藏府之損壞也

按虛有氣虛血虛陽虛陰虛之殊損有五藏損之異細分于後

虛損因候

東垣云、夫喜怒不節起居不時、有所勞傷皆損其氣、蘭室秘藏云、氣衰則火旺火旺則乘其脾土脾主四肢故困熱無氣以動、懶于語言動作喘乏表熱自汗心煩不安

血虛因候

心法云、吐衂漏崩。肝家不能收摂榮氣。使諸血失道妄行。必眼見黑花。頭目旋運不能起坐。甚則昏悶不省人事。雜著云、婦人產后陰血虛。陽無所依、而浮散于外。故多發熱。

陽虛因候

正傳云、陽虛者心經之元陽虛也。其病多悪寒。責其無火。醫鑑云、或大

吐大瀉之後四肢逆冷元氣不接人事不省經曰阳虚生外寒又曰劳则氣耗劳则喘且汗出内外皆熱故氣耗矣内經曰精氣奪則虚謂精氣奪去而減少也

陰虚因候

王綸云劳心好色内傷真陰陰血既傷則陽氣偏勝而变为火矣十药神書云致骨蒸体熱面白頰紅口乾咽燥白浊遺精盗汗飲食艱难氣力全無善養生者宜暫遠帷幄各自珍重保全天和庶可滋助化源水得所養陰無亏欠与阳平等然後阳得所附而無飛越之尤遂成天地之泰何病之可言

按脾肺經虚謂之氣虚肝經虚謂之血虚心經虚謂之陽虚腎經虚謂之陰虚各有經絡所屬也

虚久必致損

难經云一損損于皮毛皮聚而毛落二損損于血脉血脉虚少不能荣于

五藏六府三損、于肌肉肌肉消瘦飲食不能為飢膚四損、于筋筋緩不能自收持五損、于骨、痿不能起于床

按病至于此則病勢已过忽病已深無可生之机矣

五藏損形色辨

机要云心肺損而色敝腎肝損而形痿穀不化能為脾損

治虛損大法

張子和云陽有餘而陰不足則當損陽補陰、有餘而陽不足則當損陰補陽难經曰損其肺者益其氣損其心者調其榮衛損其脾者調其飲食適其寒温損其肝者緩其中損其腎者益其精此治損之大法也

脉法

脉来大者为虚。緩者为虚。微者为虚。弱者为虚。濡者为虚。弦为中虚。

治法

氣虚主四君、或補中益氣湯、血虚主四物或八珍湯、陽虚主三建湯或止陽散、陰虚主補陰丸或天補丸。

癆瘵章

癆瘵大意

心法云、癆瘵之症未有不因氣体虚弱劳傷心腎而得之。以心生血。腎主精、精竭血燥則劳生焉。子和云、男子因精不足而成。女子因血不流而得。內經曰、有所劳倦。形氣衰少。谷氣不盛。上焦不行。下脘不通。胃氣熱、熱氣薰胸中故

内熱小學云癆瘵陰虚丹溪云癆瘵主乎陰虚痰與血病

癆瘵内因

正傳云因嗜慾無節起居不時七情六慾之火時動乎中飲食勞倦之过屢傷乎体漸而至于真水枯竭陰火上炎而發蒸蒸燥熱

癆瘵外候

雜著云睡中盜汗午後發熱哈哈咳嗽倦怠無力飲食少進甚則痰涎帶血咯唾出血或咳血吐血衂血身熱脉沉数肌肉消瘦

上下蕉症

醫鑑云火冲于上焦者發熱之中則兼咳嗽喘急吐痰吐血肺痿肺癰等症火结于下焦者發熱之中則兼淋浊結燥遗精盜汗驚悸腹痛等症

病宜静養

内經云陰氣者静則神藏躁則消亡正傳云欲养陰延生者心神宜恬静而毋躁擾飲食宜適中而毋過傷凡寒暑濕之謹避行立坐卧之有常

王綸曰必須病人愛命堅心定志絶房室息妄想戒惱怒節飲食以自培其根否則雖服良藥無用也

藥宜中和

十藥神書云醫者不究其源不窮其本或投之太寒之藥或療之大熱之劑殊不知大寒則愈虚其中大熱則愈竭其内

癆瘵死症

方脉舉要云骨蒸勞熱脉數而虚熱而澁小必殞其軀如汗加嗽非藥

可除。

治痨瘵大法

十药神書云萬病莫若劳症最為難治惟滋陰降火是澄其源也消痰和血是潔其流也

脉法

醫鑑云虚劳之脉或浮大或弦数大者劳也弦者亦劳大者易治血気未衰可斂而止也弦者难治血気已耗而难補雙弦則賊邪侵脾加数則殆矣

急救治法

如嘔吐咯嗽血大出者先以十灰散遏住止血後其人必倦次用独参湯一補令其熱睡一覺　主以四物湯加黄柏知母天門冬麦门冬陳皮甘草等

或咳嗽盛加款冬花貝母紫菀烏膠 喘甚加双皮蘇子 痰盛加貝母瓜蔞仁 潮热加柴胡地骨鱉甲 盗汗加酸枣仁牡蠣 遺精加龍骨双螵蛸 便浊加黄連茯苓 兼衄血咳血出于肺也加黄芩山梔双皮 兼泌血痰血出于脾也加桑皮貝母黄連瓜蔞霜 兼嘔血吐血出于胃也加山梔干姜蒲黄韭汁 兼咯唾血出于腎也加玄參側柏 或胃氣有傷泄瀉則前藥难用矣急以二陳湯為主加白朮山查麦芽俟胃氣平復仍用前藥

傳尸勞 附

醫鑑云 癆瘵既久其氣必傷 則不能運化水谷 水谷停留 而湿热生蟲生積之由也 正傳云 勞傷于肝胆者 則為毛虫如刺蝟尾蛆之屬食人筋膜 勞傷于心與小腸者 則為羽虫如燈蛾蚊虻禽鳥之形食人血

脈勞傷于脾胃者則為裸虫如嬰孩蚯蚓之類食人飢肉勞傷與肺大腸者則為介虫如黿鱉蝦蟹之狀食人膚膏勞傷于腎與膀胱者則為鱗虫如魚龍鮫鯉之形食人骨髓正傳云一人未足憐也況其侍奉親密之人或同氣連枝之屬薰陶日久受其惡氣多遭傳染甚而至于滅族滅門治之之法一則殺其虫以絕其根本一則補其虛以復其元分經用藥各有條理又曰得病日淺就當施治若病勢已劇元氣已脫雖依古法取虫滋補患者百無一生但可絕後人之傳注

補虛分經用藥法

主以四物湯 假如足脛痠疼腰背拘急遺精白濁面色黃黑耳輪焦乾脈沉細數為邪在腎加黃柏 知母 五味天門冬麥門冬杜仲肉桂澤瀉等

心神驚悸怔忡心煩盜汗口舌生瘡咯血面赤爲邪在心加茯神遠志菖蒲蓮心硃砂胡黄連等　如咳嗽喘促衄血嗽血皮膚枯燥鼻塞声沉脉微虚滑爲邪在肺加沙參麦門冬五味桔梗桑皮款冬花紫菀兜苓百合貝母百部等　如脇痛目赤面青多怒虚陽不斂夢與鬼交其卵縮筋急脉弦而數爲邪在肝加青皮胆草柴胡竹茹黄芩竹葉等　如面色痿黄唇胞燃燥飲食無味腹痛腸鳴泄瀉体倦脉濡細数爲邪在脾合四君子加蓮肉山藥苡仁猪苓澤瀉扁豆等　大率傳尸症五臟必歸重于一經也

殺虫除根法

取癆虫用青囊鬼哭飲子調散　其方必利下恶物併虫以盆盛之急用火燒殺之　其病人所用之服薦褥盡易燒之食葱蒜粥将息以復元氣　服藥

後或夢與人哭泣相別是其驗也如取下虫看其色青黄赤者可治黑者难治也已深入腎藏矣病雖難治可免後人若患者知此病則虫隨氣变化亦難取矣 桑柳桃梅各一莖長四寸青蒿一握石榴枝用童便一升半葱白七根去頭葉煎一半去查入安息香阿魏各一分再煎一盞去查調辰砂一分檳榔一分射香一分分作二服調下五更取一服三點時一服至巳時虫下

吐血章

吐血大意

丹溪心法云吐血陽盛陰虛故血不能下行因炎上之勢而上出

吐血内因

三因方云或因四氣傷于外七情動乎内及飲食房勞墜閃傷損致蓄血畱聚膈間滿則吐溢又鑑云有因飲食過飽負重傷胃而吐血者有因思慮傷心及積熱而吐者有因思傷脾而吐者有因肺生癰疽而吐者有從墜下傷積内藏而吐者有傷寒不解邪熱在經隨氣上湧而吐者醫鏡云牙宣有三因一陽明胃熱一少陰腎虛一厥陰肝壅

血分順逆

東垣云凡血症上行或嗽或吐或嘔皆逆也若變而下行為惡痢者順也血上行為逆其治難下行為順其治易

血分難易治

内經云諸見血身熱脉大者難治是火邪勝也身涼脉静者易治是正氣復也

血見黑則止

十藥神書云大抵血熱則行血冷則凝見黑必止理之必然

血症宜服童便

褚氏遺書云服溲溺則百不一死服寒涼則百不一生蓋溲溺降火滋陰又能消瘀血止吐衂諸血也

治血大法

纂要云口鼻血出皆是陽盛陰虛有升無降血隨氣上越出上竅法當補陰抑陽氣降則血歸經繩墨云吐血久而不愈者乃服寒涼藥過多當用温補健理脾胃使脾和而能裹血可也入門云凡血不可单行单止蓋血來未多必有瘀於胸膈必先消瘀而後凉之止之又曰陰火誤用燥熱瘦怯勞傷誤用寒涼則胸滿膈痛墜墮閃挫誤行補澁則瘀蓄于胃心下脹滿食入即吐名曰血逆又諸法也原病式云腸風臟毒富貴之人享味過多酒色所致藜藿之人必是勞役過甚熱積于中風生于內以致血溢泛流盡是挾熱久則胃氣漸虛或服寒涼胃氣傷損可以温補脾胃丹溪云風邪下陷者風傷肝肝主血故也宜升提之

脉法

脉得諸澁、濡、弱、為亡血。脉芤為失血。濇為火血。脉弦而緊。脇痛。臟傷有瘀血。吐血唾血。脉滑
小弱者生。实大者死。

治法

主以四物湯去芎加黄柏知母玄参童便等。或清之以犀角黄連山栀。或止之以蒲黄藕節茅
花棕櫚灰。或消之韭汁童便山茶花牡丹皮。餘如酒肉厚味負重遠行墜闪傷損肺生癰
疽外感未尽等症各别見。

嘔血 附

心法云、怒氣逆甚則嘔血。但怒氣致血症者則暴甚。故經曰抑怒以全陰者是矣。否則五志之火
動甚。火載血上借經妄行也。經云怒則氣逆。甚則嘔血。故氣上矣。

小便血附

醫統云小便血與血淋同看因房勞致傷陰虛火動榮血妄行故也名曰脛血痛者為血淋不痛者為溺血好色者為虛

汗血附

巣氏云汗血者肝藏血心之液為汗言心肝俱傷於邪故血從膚腠而出也名曰肌衄又汗血出污衣皆由大喜傷心喜則氣散血隨氣行故也体虛者宜服黃芪建中湯平常治血汗用妙香散方以胎髮燒灰傅之

衄血附

丹溪云鼻通于腦血上溢于腦所以從鼻而出大抵吐血同經云湿淫汗出為鼽衄

咳血附

醫鑑云咳血因熱壅于肺久能嗽血久嗽損肺亦能嗽血壅於肺者易治不過凉之而已損于肺者难治已久成瘵也

咯唾痰涎血 附

東垣云咯唾血者出於腎痰涎血者出於脾 丹溪云諸見血為熱症主以四物湯嘔血加柴胡黃連黃芩骨皮 虛者加枸杞天冬知母黃柏 衄嗽加黃芩茅花山支犀角 咯唾加天冬麦冬百部貝母知母遠志 痰涎加葛根黃芪黃連沉香甘草

汗症章

如傷風中暑濕熱驚悸虛勞歷節腸癰痰飲產褥等汗俱別見

汗症大意

心法云心之所藏在內者為血發於外者為汗蓋汗乃心之液而自汗之症未有不由心腎俱虛陰陽偏勝所致也

自汗盜汗內因

劉純云自汗陽虧盜汗陰虛醫鑑云自汗者衛氣不固榮血泄漏入門云盜汗者睡則衛氣行於裏而表虛醒則氣散于表而汗止內經曰陽加于陰謂之汗原病式曰心熱則汗出

自汗盜汗外候

正傳云自汗者無時而濈然出動則為甚盜汗者寐中而通身如浴覺来方知自汗多屬氣虛血熱

汗症死候

凡汗出髮潤一不治也汗出如油二不治也汗凝如珠三不治也

治汗大法

正傳云大抵自汗宜補陽調衛益火之原以消陰翳盜汗宜補陰降火壯水之主以制陽光自汗陽虛當補氣以衛外宜參芪防桂盜汗陰虛當滋陰以栄内宜歸地

脉法

醫鑑云脉大而虛浮而軟者汗在寸為自汗在尺為盜汗

治法

自汗主黄芪建中湯加桂枝竜骨五味牡蠣等。氣虚加參朮。挾風加桂枝防風。盜汗主當歸六黄湯加牡蛎麻王根浮小麦等。或挾君相火加知母黄連。

封臍法　用五倍明礬為末，津液調封臍中一宿即止。

温粉法　用牡蠣麦麸麻黄根藁本糯米防風白芷等分為末，周身撲之。

怔忡驚悸章

怔忡驚悸大意

丹溪云：人之所主者心，心之精所養者血，心血一虚，神氣不守，此驚悸所肇端也。

怔忡驚悸外候

正傳云：怔忡者，心中惕惕然動揺而不得安，無時而作者是也。驚悸者，驀然而跳躍驚動而有欲厥之狀，有時而作者是也。不外乎心肝胆過勞傷觸而致者也。按怔忡驚悸之因有餘不足之殊，其說見下。

怔忡驚悸有因肝胆心虛所致

玉策云或怒氣傷肝驚恐入胆母能令子虛因而心血為之不足或富貴人、貧賤戚戚憂思過度或遇事繁冗思想無窮則君火亦為之不寧而怔忡驚悸之症作矣

怔忡驚悸有因鬱痰停飲所致

心法云心虛而鬱痰則耳聞大声目擊異狀遇險臨危觸事喪志心為之忤使人有惕惕之狀心虛而停水則胃中滲漉虛氣流動水既上乘心火惡之心不自安使人有怏怏之狀　按有思慮便動者屬血虛真覺心跳者血虛瘦人血虛時作時止者痰因火動肥人屬痰尋常多是痰停水者則胸中漉漉有声

治怔忡驚悸大法

玉策云痰者與之豁痰定驚之劑飲者與之逐水停飲之劑所謂扶虛不過調養心血和平心氣而已必先以养心安神之劑隨後豁痰或用吐法大便結而脈實者以硃砂滾痰丸下之一服未愈再服無不愈者

脉法

脉经云寸口脉動而弱、動為驚弱為悸寸口脉緊趺陽脉浮胃氣則虚是以悸肝脉動暴有所驚駭

治法

主以安神丸、心虚甚加人参茯神 神不寧加栢子仁酸棗遠志、痰者加貝母南星半夏菖蒲等或用吐法、水者用小半夏茯苓湯

健忘章

健忘大意

丹溪云健忘精神短少者多亦有痰者帝曰人之善忘者何氣使然岐伯曰上氣不足下氣有餘腸胃實而心氣虚則榮衛留于下久之不以時上故善忘也

健忘内因

心法云由憂思過度損其心胞以致神舍不清遇事善忘又思傷脾亦令人轉盼遺忘治之兼理心脾神凝意定其症自除矣

健忘外候

醫鑑云健忘者陡然而忘其事也盡心力思量不來為事有始無終言談不知首尾

治健忘大法

醫鑑云治法先養其心血理其脾土凝神定志之劑以調理思慮傷脾痰涎壅塞慮愈而忘愈健宜理脾豁痰则痰涎既豁而神思清何健忘之有　按怔忡驚悸健忘三症名異而病同

治法

主以歸脾湯、肥人多挾痰合二陳、老人多神思昏迷加菖蒲、大抵當服天王補心丹効

虛煩章

虛煩大意

内經曰陽虛則外寒陰虛則内熱陽盛則外熱陰盛則内寒大全曰虛煩病多是陰虛生内熱所致經曰因於暑汗煩則喘喝靜則多言體若燔炭汗出而散又曰心煩頭痛病在膈中過在手巨陽少陰

虛煩内因

巢氏云由陰氣偏少陽氣暴勝則熱乘於心故煩悶

虛煩外候

玉策云有房勞之人色慾過度腎水内虧致心火上蒸而煩者其煩必躁有吐瀉之後汗液外耗水穀内消津液頓忘而煩者其煩必渴

治虛煩大法

大全云宜用和平之藥清心實下未可峻用補藥　按虛煩之症非陰虛動即一切病後乃見

脉法

大病後煩躁甚〻脉急数者不治〻脉沉而不急者为虚煩〻左手脉濇为血少心煩脉浮大而緩者生

治法

陰虚主四物湯加黄連山支麦冬知母酸枣仁苓〻　病後主生脉散或温胆苓湯

三消章

三消大意

丹溪纂要云三消者〻多属血虚不生津液若胃虚亡液陰虧而为渇者血受病也當與甘温辛酸之剤滋溢其陰〻生而燥除燥除而渇已矣若傳經之熱〻甚液耗而为渇者気分受邪也當與寒〻涼淡滲之剤〻速清其熱〻去而陰生陰生而渇止矣

三消内因

丹溪心法云人惟淫慾恣情酒麵無節酷嗜灸煿糟藏醎酸酢醢甘肥腥羶之屬或以丹砂玉石濟其私於是火炎上薰腑臟生熱燥熱熾盛津液干焦渴飲水漿而不能自禁

三消外候

机要云上消者肺也多飲水而少食大便如常小便清利中消者胃也渴而飲食多小便赤黄下消者腎也初發而為膏淋至病成面色黧黑形瘦而耳焦小便濁而有脂液辨疑云上消於心移熱於肺中消于脾移熱于腎下消于腎移熱于膀胱傳染既久腸胃合消五臟乾燥

上消中消用藥不可太急

蘭室秘藏云如高消中消制之太急速過病所久而成中滿之病正謂上消不除中消復生蠱藏府有遠近心肺胃近宜制小其服腎肝胃遠宜制大其服耳

三消久必變病而死

總録云未搏能食者必発腦疽背癰未能食者必傳中滿鼓脹皆為不治

治三消大法

王机云補腎水陰寒之虚瀉心火陽熱之實除腸胃燥熱之甚濟身中津液之衰使道路散而不結津液生而不枯気血利而不澁則病自已

脉法

脉経云趺陽脉浮而数浮則為風散則消穀而緊心脉滑為渴心脉微小為消癉巣氏曰数大者生細小浮者死又沉小者生実牢大者死

治法

主以四物湯加麦門花粉等　如上消加黄連黄芩人参五味　中消加知母石羔滑石寒水石　下消加黄栢知母五味熟地　又當時飲繰絲湯盖火能

瀉膀胱中相火。引陰水上潮于口而不渴也。大率上消初起。用人參白虎湯。以宜生脉散。中消初用調胃承氣湯。久宜參芪白术散。下消初用清心蓮子飲。久宜六味地黄丸。此治之常法也

强中 附

巢氏病原云。强中病者。莖長興盛不痿。精液自出。三因方云。因耽嗜色慾。及快意飲食。或服丹石。真氣既脫。虛熱注於下焦。最為難治。治宜石子薺苨湯。且癰疽脹滿。皆不治之症。况强中乎。

便浊章

便濁大意

心法云。濁主濕熱。有痰。有虛。寒則堅凝。熱則通流。內經云。諸轉反戾。水

液渾浊皆屬於熱原病式云譬如清水火煎則濁

便濁内因

醫鑑云因思慮過度嗜慾無節腎水虚少膀胱火盛小便去澁所以成濁

正傳云因脾胃之湿熱下流滲入膀胱故便溲或白或赤而渾浊不清也

按便浊之因有二大事肥白之人多湿熱瘦黒之人多腎虚

便濁外候

丹溪心法云其状旋白如油光彩不定漩脚澄下凝如膏糊

赤白分氣血

正傳云血虚而熱甚者則為赤浊此心與小腸主病氣虚而熱微者則為白浊肺與大腸主病戴氏曰赤白二浊俱是湿熱雖有赤白之異終

便浊

無寒熱之殊

治便浊大法

心法云赤者當清心調氣白者温補下元又須清上使水火既濟陰陽叶和精氣自固矣又曰有白浊人服玄兎丹不愈服附子八味丸即愈者不可不知又云大率皆是湿痰流注宜燥中宮之湿凡此皆治法也

脉法

醫鑑云两尺脉洪数必便浊失精心脉短小因心虚所致必遺精便浊

治法

陰虚主四物湯加黄柏知母猪苓澤瀉木通山支或青黛滑石或心虚所致自用瑞蓮丸定志丸湿痰主二陳湯苍术黄柏滑石升麻柴胡苓或气虚加人参黄芪

白朮。胃弱者兼用人参以柴胡升麻升其胃中之氣。二浊久又當湿補下元如乾姜肉桂蓯蓉瑣陽韭子益志芡实山茱兎系附子鹿角膠等。二浊不又當止澁固注㯶皮龍骨牡蛎石脂訶子螵蛸山茱萸在乎因病制宜也。便浊皆是小腸膀胱湿熱而或兼痰遺精多属心腎邪火或主于虚病机大有不同也若婦人赤白帶病机畧同可以相参。

遺精章

遺精大意

丹溪云夢遺專主乎熱。精滑專主湿熱。又宜指云精之主宰在心精之藏制在腎。凡人酒色無度。思慮過情。心腎氣虚不能管攝。往往小便頻数滿浊之由生。

遺精内因

玉策云若思慮過多心火必動則相火亦随而動二火交精元失守由是而為精滑之症按此條乃心病而及于腎病也治者當先治其心明醫雜著云或脾胃傷濃厚湿熱内鬱中気濁而不清則其所化生之精亦得濁気今所輸既得濁気則邪氣動于腎中而水不得寧静故遺而滑也按此乃脾胃病而及于腎病也治者当專治其脾胃繩墨云有淫慾太过不能滋養精元腎本空虚則精各所統故妄流而為精滑按此條乃腎自病治者當專治其腎直指云一種神気消磨怪異横生風邪乗其虚鬼気于其正往往與妖魅交通是又厄運之不可晚者也

遺精外候

丹溪云或小便後出多不可禁者或不小便而自出或莖中出而痒痛常欲如小便者直指又云因小便而出者曰尿精因見聞而出者曰漏精

治遺精大法

玉策云治法宜抑火养心安脾実腎則水火済坎離交何病之有王綸曰夢遺精滑世人多作腎虚治而用補腎澁精之薬不効殊不知此症多属脾胃飲酒厚味痰湿熱之人多有之其色心太重妄想過度而致遺滑者自從心腎治但兼脾胃者多要當審察

脉法

遺精便浊當驗于尺结芤動緊二症之的

治法

思慮傷心者主四物加人参茯神遠志酸枣菖蒲黄連等　淫慾腎虚者主四物加黄栢知母枸杞杜仲五味熟地等　脾胃热湿者與白浊同法三者止澁薬如龍骨牡蛎桑螵蛸樗根蛤粉等

夢遺附

玉策云若夢與物交而精出者謂之夢遺不因交而自出者謂之精滑正傳云晝之所思爲夜之所見凡男女之性淫而虛者則肝腎之相火無時不起故勞怯之人多夢與鬼交繩云非居不能動其相非相不能使其精治宜寧心益腎　主以定志珍珠丸或妙香散

淋病章七十一

淋病大意

丹溪心法云諸淋所發皆脾虛而膀胱生熱也

淋病內因

醫學正傳云由膏粱之味濕熱之物鬱遏成痰以致脾土受害之力不能運化精微清濁相混故使肺金無助而水道不清漸成淋閉之候丹溪心法云或用心過度房勞無節以致水火不交心腎氣鬱遂使陰陽乘舛清濁相干蓄在下焦故膀胱裏急按此兩条一屬脾胃一屬心腎

淋病外候

三因方云氣淋為病小便澁滞有餘瀝。石淋莖中痛尿不能卒出。膏淋尿似膏出。勞淋勞倦即發。痛引氣衝。血淋遇熱即發甚則溺血。

淋病久乃成膏石

醫林繩墨云初為熱淋血淋。久則煎熬水液稠濁如膏。或如沙石而來。直指云沙淋凝脂而易散。石淋結塊而難消。

淋病不可補氣

丹溪心法云大凡小腸有氣則小便脹。小腸有血則小便澁。小腸有熱則小便痛。最不可用補氣之藥。蓋氣得補而愈脹。血得補而愈澁。熱得補而愈盛。水竇不行。如之谷道閉遏。未見其能生

治淋病大法

衛生寶鑑云大便泄瀉而小便澁少者宜分利而已熱傳下焦津液則熱而不行者必滲泄則愈脾胃氣澁不能通調水道下輸而化者故可順氣令施化而出矣丹溪曰劑之法並用流行滞氣疏利小便清解邪熱其餘調平心火三者之綱領此又治法也

脉法

脉經云少陰脉數婦人則陰中生瘡男子則氣淋醫鑑云盛大而堅者生虛細而澁者死

治法

主以四苓散加黃連山梔青皮黃栢苓　氣淋加茴香木香檳榔　血淋加當歸生地牛膝蒲黃太薊　勞淋合四加黃栢知母　膏石淋加鬱金琥珀　莖中痛加甘草梢

冷淋附

衛生寶鑑云膀胱為州都之官津液藏焉氣化則能出令風寒濕邪客于胞中則氣不能化出

故胞滿而水道不通

巢氏病源云其状先寒戰而後尿盡冷氣入胞與正氣交通而争寒氣勝則戰寒而成淋正氣勝戰寒解故得小便

治宜散寒邪扶正氣用四君加茴香益智肉桂木通猪苓澤瀉等

小便不通章

小便不通大意

難經云病有関有格関則不得小便内経云胞移熱于膀胱則癃溺血膀胱不利為癃不約為遺溺経云膀胱爲津液之府水注由之然足三焦脉實約下而不通則不得小便足三焦脉虚不約下焦則遺溺也灵樞経曰足三焦者太陽之別也並太陽之症入絡膀胱約下焦実則閉癃虚則遺溺

小便不通内因

丹溪心法云水潴于膀胱而泄于小腸実相通也惟心腎不濟陰陽不調故内外関格而水道澁

按此條指心腎而言 巢氏病原云腎生水膀胱為津液之府腎與膀胱俱熱、入于胞熱気大盛故結澁令小便不通 按此條指腎膀胱言 醫學發明云金能生水肺中伏熱水不能生是絕小便之源也、若熱在下焦是絕其流而不溺泄也二者之病一居上焦在氣分而必渴一居下焦在血分而不渴 按此條指肺腎言、丹溪云小便閉有氣虚有血虚有痰有実熱有澁有氣結、

小便不通外候

巢氏云小腹脹満氣急甚者水気上逆心腹急痛乃至于死

治小便不通大法

繩墨云治宜清湿熱行肝気泄小腸利膀胱又丹溪曰小便不通者用吐之以提其気、升而水自降蓋気乗載其水也東垣曰熱在上焦氣分者宜用淡滲之剤以清肺金瀉其火滋水

原書此處缺葉

之上源熱在下焦血分者宜用氣味俱陰之藥除其熱泄其閉塞以滋膀胱腎水之下元斯皆活法也

脉法

病源云診其脉緊而滑直者不得小便也診其尺脉浮小便難尺脉濇小便難尺脉緩小便難有餘瀝也

治法

主以四苓散加木通山梔車前子滑石等 欲清心加黃連蓮子赤茯苓 欲清肺加黃芩梔子琥珀瞿麥 欲清膀胱加黃柏青皮木通 欲補腎用四物加黃柏知母

轉胞 附

病源云胞轉者其病狀臍下急痛小便不通是也心法云凡強忍小便或尿急疾走或飽

食思尿 飽食走馬忍尿入房使水氣上逆氣迫於胞故屈戾而不得舒張也胞落即殂

治以甘遂末水洞敷臍下内以甘草節煎湯飲之其藥汁至臍一藥相反胞必自轉小便

來如泉湧

小便不禁章

小便不禁大意

王冰云足三焦脉虛不約下焦則遺溺

按灵樞經曰足之焦者足太陽之別也

内經曰膀胱不約為遺溺又曰督脉生病為遺溺又云肝脉生病亦遺溺玉机云雖本于經

虛亦有過服寒凉之劑而致者

小便不禁内因

大全云水潴於膀胱而泄則出於小腸若心腎氣虧陽氣衰冷傳送失度則必有遺尿失禁之患

雜著云小便不禁或頻數古方多以為寒殊不知屬熱者多蓋膀胱火邪妄動水不得寧故不能禁而頻數來也按篇條一主寒一主熱是以下文別而言之遺溺與不禁亦有分辨如睡中遺出而不自知日間遺出而方知也不禁者時常欲解而不自淋小也皆為虛候但遺溺者為甚耳

不禁寒熱辨

戴氏云小便不禁出而色赤者虛熱也色白者虛寒也（大率寒者多而熱者少則雖頻數甚。）

治不禁大法

大全云治宜補暖下元清心寡欲醫鑑云亦有虛熱而滑者法當溫補其溺自禁

脈法

病源云尺脈實小腹牢痛小便不禁尺中虛小便不禁腎病小便不禁脈當沉滑而及浮大其色當焦

反黄疸之尅水為逆不治

治法

虛寒主四君加益智山茱破故紙胡盧也蓯蓉肉桂等甚者附子鹿茸、虛熱主四物加黄栢知母五味子山茱萸等火甚者加條芩山梔、二者止澁系如牡蛎龍骨赤石脂桑螵蛸等遺溺不禁為陰陽不調水火不濟必先用補中益氣以治本調榮衛者此也然後方可用秘元丹以治標否則暫息隨作

秘元丹

用訶子肉砂仁各一兩龍骨三兩灵砂二兩為細末糯米糊丸空心塩湯用五十丸。

秘結章

秘結大意

正傳云腎主五液故腎實則津液足而大便滋潤腎虛則津液竭而大便閉結經云腎悪燥

急食辛以潤之苦以泄之　按有热燥风燥火燥氣血虚燥陰結陽結之多名一切血少火多所致

秘結内因

正傳云或房劳過度飲食失節或恣飲酒漿過食辛热飲食之火起于脾胃淫慾之火起于命門以致火盛水虧傳送失常漸成結燥之症総之陰虚血少火盛水虧

秘結外候

縄墨云腹中不寛飲食無味小便黄赤口多麁氣有去後而復不能盡之状或胸満实痛口燥舌胎

秘結日深漸成嗝噎

秘結不可用峻剤

秘蔵云不可槩用巴豆牽牛之類下之損其津液燥結愈甚復下復結極則以至導引于下而不通遂成不救

秘結不可發汗

正傳云或有血虛脉大如葱管發熱而大便結燥者慎不可發汗汗之則重亡津液閉結而死

治秘結大法

丹溪心法云如少陰不得大便以辛潤之太陰不得大便以苦瀉之陽結者散之陰結者熱之若小便自利大便硬不可下以脾約丸潤之諸風熱燥結者亦可開之有物而結當下之又鑑云胃实而閉者能飲食小便赤當以利氣丸三黃丸脾約丸之類下之胃虛而閉者不能飲食小便清利厚朴湯主之蓋实閉物也虛閉氣也又直指云凡大便不通用大黄巴豆牽牛而不効此陰陽關格水火不升降也有熱用来復丹夾三黃丸薄荷湯下無熱用養正丹夾神保丸陳皮湯下

脉法

正傳云脉多沉伏而結陽結脉沉实而數陰結脉伏而遲或老人虛人便結脉雀啄者不治

治法

主以四物湯加枳殼等　因熱甚加條芩黃連　因風勝加防風麻子郁李　因血少加桃仁紅花

因氣滯加檳榔木香　因于寒加木香肉蔻　老人虛人病後皆宜蜜導丸

脫肛章

脫肛大意

丹溪心法云肺臟蘊熱則肛門秘結肺臟虛寒則肛門脫出　内經云下者舉之滑者澁之此治脫肛之意也故丹溪以人參黃芪芎歸升麻之類以升之補之以五倍子訶子之類以澁之未有不愈者

脫肛内因

醫鑑云由腸風痔漏久服寒涼坐努而下脫或因以痢裏急窘迫而下脫又有產婦用力

過多。及小兒叫號。耗氣。多有此症。

治脫肛大法

大全云。治之必須温肺藏補腸胃久則自能收矣。繩墨云。蓋人之所生並立而症在下。肛之関閉白卵黃在內之関閉也。今由氣血不能守固肛門無所收納至于或大或小三二塊。有似燕壳去白之卵黃故曰脫肛。治宜大固元氣而并升提之兼此又一法也

治法

主以補中益氣湯。　外用灸荊散浴之即收。　或五倍為末煎洗亦可。

大方折衷卷之終

通用眼煎方

裁定五輪冷則和煖熱則宣通虛則滋補實則瀉泄及諸症條款切用之藥分首腹尾三等以成一劑自斟可遵

首補腎肝為主內中視病用宣瀉藥若病輕首用養肝血藥病重兼補腎藥或兼宣瀉

通行補腎肝以養其血如養血即後藥酌用

淮熟地 補血滋腎

當歸身 通肝經治眼養血

切用諸欵藥

補肝　覆盆子　補肝和臟腑

補心　酸棗仁　養心益心志　安五臟

山藥　鎮怨神補心氣不足

補脾　白术　健脾開胃以進食　神麯　養脾進食

白茯苓　主補肺氣

補肺　地膚子　補肺

五味子　收肺氣耗散之人

補腎　枸杞子　補腎以明目

熱用宣加草决明 瀉肝熱 紅花 長於行血 黄柏 凉肝明目

草龍胆 退肝邪熱 羚羊角 大黄

虛用補加枸杞子 酸枣仁 覆盆子

熟地 當歸

實用瀉加生地 青葙子 草龙胆

肝与大腸相通肝病䟽通大腸加

白茯苓 通大便之結 芒硝 下燥潤腸 大黄 治目熱閉 二味病輕不必加

大腸病平肝為主加

三

草决明　羚羊角

心冷用和加酸棗仁

熱用宣加　生地凉諸經熱　山梔療心熱　犀角解心熱

虛用補加山藥

實用瀉加　黄連瀉心火　連翹瀉心熱及諸經客熱

心與膽相通心病怔忡温膽為主

膽病戰慄顛狂補心為主加

遠志定心驚寘怔忡 山藥

脾冷用和加

黄蓍湯篇 炙甘草炙則健脾胃而和中

熱用宣加

虚用補加
白术　神麯

實用瀉加
白芍　瀉皮火

脾與小腸相通脾病瀉小腸火加

木通瀉小腸火精利小便熱閉　車前子利小水

小腸病潤脾土為主加

白术

肺冷用和加

人參潤肺　麦门冬去肺火

熱用宣加

旋覆花 散肺鬱

虚用補加
五味子 收　天門冬 保肺氣禁侵　麦門冬

實用瀉加
黄芩 枯飄者瀉肺火　地骨皮 除熱清肺　桑皮

腎冷用和加 杜仲 滋腎　破故紙 扶腎冷

熱用宣加 山梔 生地

虛用補加 兎系子 補腎 枸杞 熟地 肉蓯蓉 助精益腎

實用瀉加知母 瀉無根之腎火

腎與三焦相通 腎病調和三焦加黃芪調和三焦

三焦病補腎為主加款內前註虛補等藥

腎與命門相通津液胃虛大補左腎加款內前註虛補等藥

熟讀 五輪主病

心血之精為大小眦角屬心名血輪血乃心之竅屬火因驚恐思慮憂愁喜怒煩劳大热内傷於心為病色赤而病疾心受热毒色赤而痛心主喜怒憂愁煩劳热毒黑珠红心有血妄行黑珠有紅翳者心滯遠視者心血实視物有红花者心热有热淚者心热上下皮薄者心傷睛痛如針刺心受風热先宣方補眼珠痛心氣热盛赤脉不散血灌瞳神赤筋傳背背頭赤爛俱心热宜瀉心烏珠突出豆許或生黑珠子如蟹睛状心氣熱盛宜凉心努肉白障侵睛心实热或痛或痒两背生努肉心热血旺憂思過

度也大眥赤心实小眥赤心虚滿眼赤見泌散星心虚或大眥先赤而傳小眥或左眼先赤而傳右眼眼赤澁昏矇隱閉难開内生瘀障皆心病也日久不治失明愈深治惟凉心之血热須瀉心凉肝

肝筋之精為烏珠屬肝名風輪風乃肝之竅屬木因喜怒不常或鍾熱毒或劳力或观雲中物夜看灯下書眼力劳有損於肝為病色黄赤肝受风热色青白黑冷淚無時及正二月偏淚俱肝虚冷宜補肝腎和氣淚出不止翳小黄色者肝虚热热泪如湯肝实热晚有淚血虚白睛帶青肝热攻肺烏珠黄色肝胆热黑睛累起心肝气盛烏珠陷枯黄透睛肝虚目多羞明視物不明以肝血虚而挾热也烏珠突起心肝实热烏珠赤暈刺痛肝热烏珠横視肝厄眼赤腫痛肝氣热冲眼赤风腫肝虚受冷热之气努肉攀睛或先背頭赤爛多年肝热所冲宜凉肝或用力作劳

十一

有傷肝氣而成也（宜和肝氣）眼受客熱作來作去、肝熱宜瀉（上下皮）眼赤爛者以熱日
久復乘風冷之故至于眼十數年赤爛為肝傷風熱不退且熱從脂發
也黑睛外弦紅赤肝熱黑睛之外眩暈心肝熱盛眼漸細小肝受
風熱胞背弦急肝氣不和睛紅腫徽黑灑盛其肝虛受風睛閃西
瞼不歸中火如瘰轤轉閃难治雀目（因風熱而催）肝胆虛近視者肝腎虛變
視者怒過多下視者頭風眼七星翳者怒氣傷肝若頭目背牆
痛睛内偏疼皆肝病也治惟助肝氣盛則病日散須瀉肝補腎

二章

十二

脾肉之精為上下胞屬脾胃名肉輪肉乃脾之竅屬土因多飲熱酒好食五辛鍾熱毒奔馳驟騎內傷於脾為病上皮腫為虛下皮腫為實色黃浮腫脾虛色赤而痛脾氣受熱白睛帶黃脾熱攻肺瞼內生風粟磊磊者脾虛受熱瞼赤脾虛熱兩瞼及兩背角痒脾受風熱兩瞼腫脾肺熱上下胞腫浮腫脾虛胞瞼生瘡或目眥間如麻點者脾熱毒宜涼胃風牽瞼動及兩胞跳動脾受風邪兩胞弦赤腫脾實熱眼胞合以脾肝熱氣蓄聚也胞瞼腫硬為風搏熱而結瞼背氣滯血凝也倒睫拳毛淚出消了翳膜漸生作愈作發經年不安為腎臟熱沖脾胃虛而受風沙熱脾大酒

又膀胱受於
也眼皮瞤急如針刺痛。或上下瞼翻出或一瞼翻出脾受風熱眼
弦緊小乃脾有惡風熱毒痰涎也風湿輕者胞弦緊急重者上下
瞼似硃塗而生瘡火則生翳又益以風熱也或皮如膠凝腫似桃李
時有熱涸乃風毒也眼皮厚者而患爛弦風有濕也俱服消風
散白睛以裡爛者脾有風熱為實白睛以外爛者脾有風熱為
虛白珠有紅系直者脾実白珠　紅系浮蕩白珠陷者脾虛胞上
帶青胃実上胞微白餓傷指胃緊湿难開脾胃熱脹痛者脾热視物
渺漫胃寒怕日羞明脾胃実珠為梳者脾胃虛黑珠四圍有紅
暈者傷食指胃辰三月戌九月丑十二月未六月俱土属有泪胃病因風热頭痛日午三章

十三

黄昏稍輕太陽穴痛毛髮縱横或暴赤昏眩澁痛瘀血努肉侵睛風
血膧攻抱陽廓翳障經年不退昏閉冷日难開外生小塊如瘤
在廓名偷針皆脾病也法惟理脾毒涼肝瀉脾

三章

肺氣之精為白睛屬肺名氣輪氣輪乃肺之竅屬金因憂思過度侵冒寒暑經霜被雨愛飲熱酒寒漿好食五辛肌體損虛邪毒內攻有傷肺經為病白珠紅浮腫者肺虛熱白珠有紅絲生疙瘩者憂思過度也紅絲帶生白疙瘩者風痰也紅絲有交叉者妄想過度也白珠帶生月者肝木之盛乘肺金之衰也黑珠有白翳肺旺尅肝也白珠帶黃者酒色過度也白珠帶氣不白者憂鬱也瞳子分白珠一平寒氣侵也白珠突起黑睛低肺氣盛而本臟耗散以虛也白睛全赤心熱攻肺白睛多赤脉心肺熱宜宣赤筋滿睛肺大熱白睛紅膜如紙傘者此氣滯血凝也睛赤生

瘡肺熱毒睛忽赤刺痛肺氣熱攻浮翳生肺虛翳如旋螺尖突主肺氣
絶不治氷翳內障睛浮兩瞼澁目無光澤肺受寒邪宜補心肺黃膜
外障肺虛熱赤瘼外障心肺熱毒早有淚氣虛秋有痰肺虛上
視者痰壅睛澁痛痒流泪暈成花片却眩盛日久不治变白障
难開皆肺病也乃肝弱氣虛法當攻肺宜肝補心

十五

腎骨之精為瞳神屬腎名水輪水乃腎之竅屬水困作飲久坐嗜慾內虛大驚損神大喜大怒損心志多食酒麵好嗜五辛內傷腎經為病色黃而光腎受風熱色黑而昏腎氣微虛瞳神焦小帶微紅腎大熱瞳神大小胆熱瞳神連背頸皆痒不能收瞼胆受風熱服防風一字散睛腫瞳神突起腎熱瞳神濶大而有竅者不治瞳神小而無竅者可治瞳神青綠色少勞則痛腎虛且受冷瞳神頂上生白翳胆旺腎虛瞳神腎虛（則刺痛）瞳神陷者睛白無神白睛茶褐色迎風有淚俱腎虛赤睛白障遮睛胆氣熱及肝腎虛視物不明如微烟視日如朧霧腎氣不和且受寒瞳神

細小看一物如兩樣或見黑花腎氣虛絕且受冷又患大腸乃
宜補腎氣生精睛昏花胆虛胆生清淚或冷淚迸流寒天有泪
夜受寒屬陰也睛前似飛蝇似懸臥左頭疼暈眩生冷痰或泄止
痒結翳皆腎病也久而不治變為青盲内障法惟補肝補腎

通行眼藥方

甘石末二分　朋砂二分半　朱砂二分　冰片元

去翳加朱粉一分